백년 쓰는
관절 리모델링

백년 쓰는
관절 리모델링

펴낸날 초판 1쇄 2020년 3월 2일 | 초판 6쇄 2024년 3월 15일

지은이 김준배

펴낸이 임호준
출판 팀장 정영주
편집 김은정 조유진 김경애
디자인 김지혜 | **마케팅** 길보민 정서진
경영지원 박석호 유태호 신혜지 최단비 김현빈

인쇄 (주)상식문화
일러스트 오수진 | **사진** 한정수(Studio etc.)

펴낸곳 비타북스 | **발행처** (주)헬스조선 | **출판등록** 제2-4324호 2006년 1월 12일
주소 서울특별시 중구 세종대로 21길 30 | **전화** (02) 724-7664 | **팩스** (02) 722-9339
인스타그램 @vitabooks_official | **포스트** post.naver.com/vita_books | **블로그** blog.naver.com/vita_books

ISBN 979-11-5846-321-2 13510

비타북스는 독자 여러분의 책에 대한 아이디어와 원고 투고를 기다리고 있습니다.
책 출간을 원하시는 분은 이메일 vbook@chosun.com으로 간단한 개요와 취지, 연락처 등을 보내주세요.

비타북스 는 건강한 몸과 아름다운 삶을 생각하는 (주)헬스조선의 출판 브랜드입니다.

통증을 없애고
비틀린 관절을 바로잡는
최강의 운동법

백년 쓰는
관절 리모델링

김준배 지음

비타북스

운동이 최고의 약이다

"관절에 좋은 음식엔 뭐가 있나요?"

"이 주사는 효과가 얼마나 오래 가요?"

"수술했는데 왜 통증이 나아지질 않죠?"

병원에서 진료를 보며 하루에도 몇 번씩이나 받는 질문들이다.

TV나 인터넷, 유튜브 등 다양한 매체에서 다양한 의학 정보들이 매일 쏟아져 나오고 있다. 그 정보의 양도 엄청나다. 그 중에는 정확하고 나에게 도움이 되는 유용한 정보들도 있지만 그 내용이 정확하지 않고 편협한 것들도 종종 있다. 또 실제 올바른 내용을 전달하고 있더라도 나에게 그대로 적용할 만한 것인지 알 수 없는 것들도 있다.

늘 바쁘게 돌아가는 병원 진료실에서 의사들은 모든 것을 다 설명해 주지도 않고 빠른 효과를 내는 주사나 약 처방만 이루어질 뿐

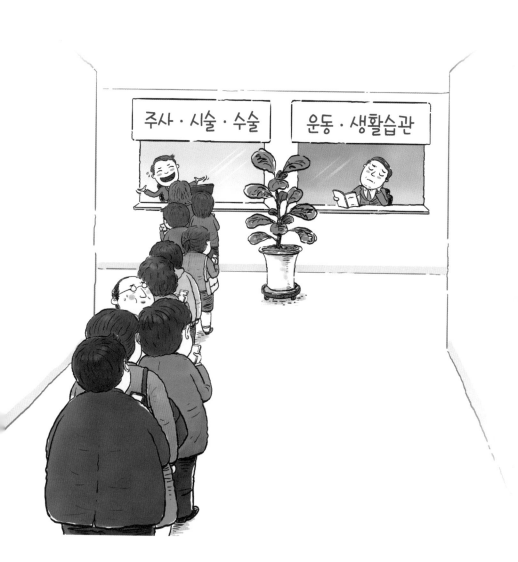

정작 환자들이 궁금한 것은 물어보기조차 어렵다. 인터넷을 아무리 뒤져봐도 주사나 시술에 대한 이야기만 있을 뿐, 내게 맞는 운동법이나 생활 습관에 대한 정보는 드물다. 이를 자세히 설명해주는 병원도 별로 없다.

특히나 요즈음 관절, 척추 치료에서 주사나 시술, 수술에 점점 더 많이 의존하는 경향이 늘고 있는 것이 피부로 느껴진다. 환자에게 필요한 기능 회복 운동이나 생활습관 교정 등, 환자가 참여하고 노력해 변화할 수 있는 부분은 점점 더 경시되어 간다. 쉽게 해결하려고만 하는 환자의 문제이기도 하고, 너무 바빠 설명이 부족한 병원의 문제이기도 할 테다.

하지만 이제는 100세 시대다. 100년 동안 사용할 내 몸을 아프지 않게, 잘 사용하려면 내 몸을 내가 먼저 잘 이해해야 한다. 왜 내가 아픈지, 어떤 치료를 받아야 하는지, 어떻게 관리해야 하는지 잘 알아야 한다. 아마 그 시작은 도대체 재미도 없고 귀찮기만 한 운동이 내 몸에 왜 필요한지 그 이유를 이해하는 데에서부터 시작할 수 있을 것이다.

책에서 소개하는 운동법은 모두 매우 단순하다. 또 이미 많은 사람이 익히 알고 있는 것들이다. 그럼에도 이 책에서 소개하는 이유는 많은 이들이 운동법을 몰라서 안 하는 것이 아니기 때문이다. 이 운동들이 왜 나에게 필요한지, 그리고 얼마나 중요한 것인지 몰라서 실천하지 않는 이들이 태반이기 때문이다. 그래서 이 책에서는 신체 각 부위별로 흔하게 발생하는 질환을 설명하고 그러한 기초 지식 하에 어떤 운동이 왜 필요한지 최대한 쉽고 간결하게 정리했다.

건강을 위해서 운동을 해야 한다는 것은 잘 알고 있지만, 도대체 어떤 운동을 하라는 거야? 난 일한다고 매일 매일 걸어 다니는데 무슨 운동이 더 필요하다는 거지?

진료실에서 자주 듣는 환자들의 생생한 질문에 답이 되고자 지금까지 진료를 보며 겪었던 다양한 사례들을 최대한 실었다. 정형외과를 방문할 때마다 매번 운동하라는 이야기를 듣기만 했지 구체적으로 어떤 운동을 해야 하는지 막막할 때, 어떤 운동이 나에게 득이 되고 어떤 운동이 해가 되는지 답답하기만 할 때 이 책이 도움이 되었으면 한다. 그리고 운동과는 담을 쌓았던 분들이 책을 통해 조금이나마 자극을 받아 건강을 위한 진짜 운동을 시작하는 계기로 삼았으면 한다.

오랫동안 여러 가지 치료를 다 받았지만 무릎 통증이 사라지지 않아 우울했는데 나에게 맞는 진짜 운동을 시작한 뒤 통증이 사라지고 무릎 상태도 좋아져 고마워했던 환자분, 수술하라는 이야기에 밤새 잠을 못 잘 정도로 걱정이 가득했지만 생활습관 교정과 운동을 통해 통증이 사라졌다는 환자분, 앞으로 평생 주사를 맞으며 살아야 한다는 생각에 자포자기였는데 새롭게 배운 운동을 통해 희망이 생겼다는 환자분, TV에서 추천한 걷기 운동을 했다가 오히려 통증이 더 심해졌지만 단계별 운동법을 실천한 뒤 통증도 사라지고 오히려 더 튼튼해졌다고 기뻐하던 환자분까지….

　이러한 다양한 환자들과의 경험이 이 책을 쓸 수 있는 동기가 되어 주었고 또 끝까지 완성할 수 있도록 하는 힘이 되어 주었다. 아무쪼록 이 책을 더 많은 이들이 읽고 공감하고 실천해 이러한 이야기를 더욱 자주 들을 수 있기를 소망한다.

평촌서울나우병원 대표원장 **김 준 배**

CONTENTS

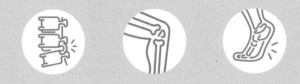

PART 1

통증은
어쩌다
고질병이 되었나?

오늘도 **자가 진단**하고
자가 치료하고 계십니까?

·
·
·

TV를 켜고, 인터넷만 들여다봐도 각종 건강 정보가 넘치는 세상이다. 우리 병원 홈페이지에도 정형외과 질환에 대한 다양한 정보가 올라와 있고, 나 역시 TV 프로그램에 나가 '이 부위가 아픈 이유는 이것 때문입니다', '이렇게 하면 증상이 나아집니다' 하고 설명과 정보를 전달하곤 한다. 그래서 그런지 병원을 찾아오는 환자들의 지식수준도 상당하다. 때때로 의사인 나와 설전 아닌 설전을 나눌 정도로 해박한 의학 지식을 가진 분들도 있다. 문제는 인터넷이나 TV, 혹은 지인을 통해 얻은 정보에만 의지해 자가 진단하고 자가 치료하면서 병을 키우는 환자들이다.

42세의 한 여성분이 아무래도 퇴행성 무릎 관절염인 것 같다며 크게 상심한 얼굴로 병원을 찾아왔다. 평소 무릎이 안 좋은 것 같아서 한 달 동안 하루에 2시간씩 걷기 운동을 했는데 오히려 무릎 통증이 심해졌다는 것이다.

"무릎이 아픈데 왜 걷기 운동을 계속 하셨어요?"

"무릎에는 걷기가 제일이라기에 아파도 참고 무조건 걸었지요."

걷기 운동을 계속 하면 무릎 관절이 좋아지고 통증도 사라질 거라고 생각했지만 오히려 통증만 더 심해져 병원을 찾은 환자였다. 엑스레이 검사 결과를 보니 연골은 정상에 가까웠다. 통증이 느껴지는 곳도 무릎 관절이라기보다는 약간 아래의 안쪽 부위였고 무릎 뒤가 당기고 오래 앉아 있다가 일어날 때 무릎이 잘 펴지지 않는 느낌도 든다고 했다. 여러모로 퇴행성 관절염이 아니라 거위발건염에 가까웠다.

평소 운동량이 부족해 무릎 주변 근육, 특히 허벅지 앞쪽 근육인 대퇴사두근이 약한 사람이 갑자기 걷기 운동을 시작하면 힘줄 등에 무리가 가서 염증이 생기고 통증이 나타날 수 있다. 이때 흔히 발생하는 질환이 거위발건염이다. 그런데 건염은 걸으면 걸을수록 증세가 더 악화된다. 이 환자는 관절염이라고 생각해 무조건 걷기만 한 것이 통증의 가장 큰 원인이었다. 심지어 주변에서 '원래 운동을 안하다 하면 근육통이 생기는 게 당연하다. 아파도 무조건 걸어야 좋아진다'고 계속 부추겼다. 늦게라도 병원을 방문한 것이 다행인 상황이었다.

만약 이 환자가 병원을 찾는 대신 주변의 조언에 따라 통증을 참으며 계속 걸었다면 어떻게 됐을까? 무릎 관절이 튼튼해지고 건염이 나았을까? 염증은 초기에 치료하면 빨리 회복되지만, 만성화가 되면 약도 오래 먹고 주사도 여러 번 맞아야 한다. 무엇보다 걷기 운동을 하고 통증을 경험한 사람들이 운동에 대해 부정적인 생각을 갖게 되는 것이 더 큰 문제다. 원래 운동을 싫어했던 사람이라면 운동을 하지 않을 좋은 핑계거리가 생긴 셈이다.

"평소 운동을 전혀 안 하셨죠? 아무 준비 없이 걷기 운동을 시작해 생긴 병이에요. 걷기 운동 전에 허벅지 근육부터 키워야 병이 재발하지 않습니다. 몇 가지 허벅지 근육 강화 운동을 알려드릴 테니 걷기 운동만 하지 마시고 근육 운동과 같이 꾸준히 병행하세요."

건염에 대한 설명과 함께 약 처방과 물리치료, 주사치료를 함께 진행했더니 일주일 뒤 환자는 병원을 찾아 통증이 사라졌다는 이야기를 전해왔다. 앞으로도 근육 운동과 걷기 운동을 병행해서 꾸준히 하겠다는 약속도 잊지 않았다.

진료를 볼 때 가장 답답하기도 하고 안타까울 때가 바로 이런 경우다. 어디가 아플 때 병원 방문을 미루고 주변 사람들의 이야기에 현혹되거나 인터넷에서 본 부정확한 정보를 스스로에게 마음대로 적용하는 환자들은 자연스레 진단이 늦어지게 되고 통증이 만성화된다. 결국 통증 자체가 우리 뇌에 각인되어서 쉽게 치료가 되지 않는다. 처음에는 통증이 관절 질환 때문에 나타나는 하나의 증상에 지나지 않았지만, 만성화된 통증 그 자체로 질환이 되어버린 것이다. 때문에 처음 아플 때 스스로의 판단으로 자가 치료를 하거나 방치하지 말고, 초기에 정확한 진단을 받고, 적절한 치료를 받고, 좋아진 이후에는 재발을 막을 수 있는 생활 습관 교정과 내게 맞는 운동, 즉 관절 리모델링을 위한 올바른 치료 단계를 반드시 거쳐야 한다.

불필요한 수술
권하는 세상

∙
∙
∙

무릎 통증 때문에 방문한 다른 병원에서 O자형 다리 교정술을 권유받았다는 40대 중반의 여성이 병원을 찾았다. 환자는 자신이 정말로 수술이 필요한 상태인지 궁금해 했다.

O자형 다리 교정술은 절골술의 일종으로, 말 그대로 뼈를 잘라내 뒤틀린 다리를 교정하는 수술이다. O자형 다리가 매우 심하고 그 상태가 오래 지속되어 퇴행성 관절염이 한 부분에서만 집중적으로 진행된 경우, 또 어떠한 치료에도 통증이 사라지지 않을 때 하는 수술이다. 그런데 요새 유독 O자형 다리 교정술을 권유받았다는 환자들이 병원을 많이 찾는다. 하지만 O자형 다리로 80~90세까지 잘 살아가는 사람들도 많다. 단지 엑스레이상 O자형 다리라고 해서 무조건 수술을 할 필요는 없다는 말이다.

"그 병원에서는 왜 수술을 하라고 하던가요? 통증이 심하셨나요?"

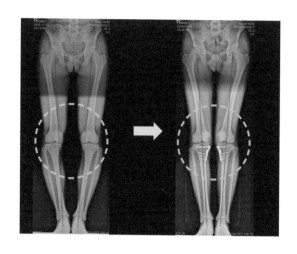

O자형 다리 교정술 (근위경골절골술)

퇴행성 관절염이 심하지 않은 60대 이하 환자에게 주로 시행하는 수술이다. 무릎 아래뼈(경골)를 자르고 교정각만큼 벌린 후, 특수금속판과 나사를 사용해 고정한다.

"다리를 이 상태 그대로 놔두면 점점 더 심해져 결국 인공관절 수술을 해야 한다고 하더라고요. 그렇게 되기 전에 다리를 교정하는 게 좋겠다고 했어요."

"스스로 O자형 다리가 심해진 것 같다고 느끼십니까? 젊었을 때와 똑같은가요?"

"똑같아요. 젊었을 때도 이랬어요."

"양쪽 다리 모두 O자형 다리인데 한쪽 다리에서만 통증이 느껴지세요?"

"네, 오른쪽 다리만 아파요."

"최근 무리한 일은 없으셨어요?"

"최근에 이사를 하느라 많이 걷고 오래 서 있긴 했어요!"

진찰을 해보니 예상대로 무릎 관절염이 아닌, 일시적으로 힘줄에 염증이 생긴 상태였다.

"일시적인 통증일 뿐이니 우선 약 먹고 물리치료도 받아 보세요. 그리고 알려드릴 운동으로 무릎 주변 근육을 키우면 몇 년은 문제없으실 거예요."

실제로 이 환자는 2주 뒤 무릎 통증이 모두 사라졌고 하마터면 괜한 수술을 받을 뻔했다며 고마워했다.

이 병원에서는 이런 치료를 하자, 저 병원에서는 저런 치료를 하자, 이 병원 말이 맞나, 저 병원 말이 맞나…. 요즘 환자들은 고민이 많아질 수밖에 없다. 하지만 권유하는 치료가 병원마다, 또 의사마다 다른 것은 어쩌면 당연하다. 치료 방법이 그만큼 다양하기 때문이다. 어떤 의사는 이런 치료가 더 효과적일 것이라 생각할 수 있고, 어떤 의사는 다른 치료가 더 효과적이라고 생각할 수 있다. '이런 저런 치료를 해봤더니 환자에게 이 치료법이 더 도움이 되더라.' 의사 개개인의 경험이 환자에게 권유하는 치료법에 영향을 미치는 것이다.

실제로 불필요한 수술을 권하는 병원이 있는 것도 사실이다. 그렇다면 의사가 수술을 권할 때마다 일단 의심부터 해야 하는 걸까?

정형외과 질환은 대부분 약이나 물리치료, 적절한 운동만으로도 좋아질 가능성이 높다. 그런데 이러한 설명 없이 수술만이 유일한 치료법인 것처럼 설명하고 수술을 유도한다면 한 번쯤 다시 생각해 볼 필요는 있다. 물론 수술을 통해 상태가 나아지는 경우도 많기 때문에 무조건 수술이 나쁜 것이라 말할 수는 없지만 과잉 진료라는 비판에서 자유롭지만은 않은 것이 사실이다.

더 큰 문제는 이러한 일들로 인해 의사와 환자 사이의 신뢰가 무너지고 있다는 것이다. 환자에 비해 의료진의 수가 턱없이 부족한 구조적 문제 탓에 환자에게 충분한 설명을 전달하는 의사가 점점 줄어들고, 병원들 간의 극심한 경쟁 속에서 수술부터 권하는 일부 병원들이 생겨나고, 결국 환자와 의사, 병원 간의 신뢰가 무너지고, 환자들은 잘못된 의학 정보의 홍수 속에서 자가 진단하려는 경향이 심해지고, 기대한 효과가 나타나지 않으면 곧바로 다른 병원을 찾아가는 의료 쇼핑 문화가 생기고…. 어느새 끊을 수 없는 악순환이 반복되고 있는 느낌이다. 그러나 누구를 탓하겠는가? 무너진 의사와 환자 사이의 신뢰를 회복하는 것이 급선무다.

정형외과의 **약과 주사**는 **독**이 아니에요

"약을 오래 먹으면 내성이 생기지 않나요?"

"이 정도 통증은 약 없이도 참을 수 있어요."

"약은 처방해 주지 마세요. 어차피 안 먹을 거예요."

여전히 정형외과의 약 처방에 대해 부정적인 환자들이 많다. 가장 기본적인 치료법 중 하나인 소염진통제 복용을 말기 암 환자들의 암성진통제와 혼동해서 생긴 문제가 아닌가 싶다.

이 문제를 해결하기 위해서는 소염진통제와 암성진통제의 차이부터 이해할 필요가 있다. 우선 소염진통제는 소염, 즉 염증을 가라앉히는 역할을 한다. 문제가 생긴 부위의 염증이 가라앉으니 통증도 덩달아 가라앉는다. 그래서 이름도 소염진통제다. 반면 암성진통제는 암성 통증을 관리할 때 사용하는 약으로, 소염의 목적은 없다. 따라서 두 가지 약은 성분이나 사용 목적이 엄연히 다르다. 그러니 헷

갈려 하지 말고, 단순히 통증을 감추려는 것이 아닌 치료를 목적으로 사용하는 약을 스스로 판단해 복용을 거부하지 말아야 한다.

당연한 말이지만 염증 때문에 생긴 통증이라면 소염제를 먹는 게 중요하다. 소염제에 알레르기가 있거나 소염제를 먹으면 속이 너무 쓰리는 위장관 부작용이 있는 몇몇 경우를 제외하면 반드시 먹어야 한다. 안 먹으면 안 된다. 부작용이 있다고 해서 나쁜 약이고 없다고 해서 좋은 약인 것이 아니다. 부작용이 덜한 약도 있고 더한 약도 있을 뿐이며, 약마다 가진 장단점이 다를 뿐이다. 자신의 상태에 맞는 소염제를 처방받으면 된다.

특히 급성으로 생긴 염증은 심하지 않은 경우 소염제만 먹고 며칠 동안 충분한 휴식을 취하면 별다른 치료 없이도 잘 낫는다. 특히 건초염의 경우 무리하게 해당 부위를 사용했을 때 잘 생기는 질환이기 때문에 소염제 복용과 휴식만으로도 금방 낫는다. 그런데 잘못된 판단으로 처방된 약을 거부하고 방치해서 염증이 만성화가 되면 나중에는 치료가 더욱 어렵다. 오래 아프다 보니 덜 사용하게 되고, 덜 사용하다 보니 주변 근육이 약해져서 관절에 더 무리가 가는 식의 악순환이 이어지게 되는 것이다.

초기에 제대로 진단받아
병을 고친 후
잘 관리해 재발을 막자!

약물치료 후, 올바른 운동을 배워 꾸준히 한다면 100명 중 50명은 아프지 않고 잘 살 수 있다. 그런데 나머지 50명은 약도 먹지 않고, 운동도 하지 않으면서 병원에 가도 낫지 않는다며 치료에 대한 불신만 쌓아 가고 있다. 이 또한 의사로서 안타까울 따름이다.

주사는 **맞기 싫어요**
VS. 주사나 **놔 주세요!**

．
．
．

주사치료에 대한 환자의 불신과 오해는 약 처방보다 더 심각하다.

"난, 주사는 안 맞고 싶어요."

"왜요?"

"주사는 안 좋다고 해서요. 게다가 어차피 진통제잖아요. 맞아봐야 병이 낫는 것도 아니고, 또 그렇게 독한 약이 몸에 좋겠어요?"

반면 무조건 주사부터 놔 달라고 하는 환자들도 많다.

"바빠서 운동할 시간 없으니까 주사나 한 방 놔 주세요."

"효과가 오래 가는 주사로 놔 주세요."

"이 주사는 몇 개월 가요?"

환자의 질문이 무엇을 의미하는지 모르는 것은 아니다. 어떤 주사는 한 번의 처방만으로 3개월 동안 통증이 사라지고 어떤 주사는 그 효과가 한 달 정도밖에 지속되지 않으니 주사의 효과를 궁금해하는 말인 것이다. 그러나 통증이 재발하는 이유는 주사의 약효가 떨어져서가 아니다. 잘못된 관리로 똑같은 자리에 염증이 재발한 것뿐이다.

주사치료에 대한 환자들의 섣부른 판단을 바로잡기 위해서는 정형외과에서 처방받을 수 있는 주사치료의 종류와 그 효과를 이해할 필요가 있다.

첫째, 연골 주사다. 연골 주사의 주성분은 히알루론산이라는 관절 내 활액을 이루는 성분이다. 히알루론산은 나이가 들면 자연스레 줄어들고, 관절염이 생기면 그 속도가 점점 빨라져 관절액의 점성과 탄성 역시 빠르게 줄어든다. 연골 주사는 이런 현상을 방지하고 완화하기 위해 히알루론산을 보충해 주는 주사이니 몸에 나쁠 리 없다. 주로 퇴행성 관절염 2기나 3기에서 자주 사용하고 효과 역시 제법 좋다. 6개월에 한 번씩 맞는다면 건강보험 혜택도 받을 수 있다.

둘째, 일명 뼈 주사로 불리는 스테로이드 성분의 주사다. 많은 사람들이 스테로이드라고 하면 무조건 거부감부터 갖는 경향이 있지만 사실 스테로이드 자체는 소염 효과가 가장 뛰어난 약이기도 하다. 심한 염증에 스테로이드 주사가 다양하게 사용되는 이유다. 다만 효과가 너무 강력해서 너무 자주 사용하면 정상적인 조직에도 변형을 일으킬 수 있다. 실제로 뼈 주사를 많이 맞은 환자의 관절 수술을 진행하다 보면 연골이나 인대조직이 딱딱하게 변성된 경화 현상이나 하얀 분필 가루 같은 것이 조직에 침착되어 있는 것을 자주 발견할 수 있다. 바로 이런 점 때문에 뼈 주사는 절대로 맞지 말라는 말이 나온 것이라 추측한다.

정확하게 정리하면 스테로이드 주사, 즉 뼈 주사는 물이 너무 자주, 심하게 차거나 염증이 심해서 잠에 들지 못할 정도로 통증이 있는 환자에게 매우 효과적인 약이다. 다만 꼭 필요할 때만 사용하고 반복적인 사용은 피해야 한다. 통상 동일한 부위에 3개월 이상의 간격을 두고 맞으라고 권고하고 있으며, 연속해서 3~4회 이상 맞는 것은 좋지 않다.

셋째, 프롤로 주사다. 프롤로 주사는 요즘 많이 알려지고 있는 인대 강화 주사로 스테로이드가 갖고 있는 단점을 줄인 주사라고 생각하면 이해가 쉽다. 주로 인대나 힘줄에 만성적인 염증이나 퇴행 변화가 있을 때 사용하며, 일부러 약한 염증 반응을 일으켜서 약해진 조직을 강하게 만드는 방식이다. 이 주사 역시 적절히 사용하면 치료 효과가 좋다. 다만 만병통치약인 것처럼 과장되어 있는 면이 있으므로 주의가 필요하다.

넷째, PRP(자가혈소판풍부혈장) 주사다. 치료 효과에 대하여 논란이 많다가 최근 테니스 엘보나 골프 엘보에서 사용할 수 있도록 허가 받았다. 우리 혈액 안에 들어있는 상처 치유에 좋은 성분만 원심 분리 방법으로 농축하고 추출해서 이를 주사하는 방법이다. 자신의 혈액에서 추출한 성분이라 부작용이 없고 안전한 주사 방법이긴 하지만 치료 효과가 단시간에 확연히 드러나지 않고 서서히 좋아진다는 것이 단점이라면 단점이다.

　질환에 따라 치료 방법이 다양하고, 기본적으로 약이나 물리치료 등의 보존적인 치료를 먼저 시행해 본 뒤 잘 낫지 않는 경우에 주사나 시술, 수술 등을 진행하는 것이 정형외과의 정통 치료법이다. 때문에 빠른 효과를 기대하며 무턱대고 주사부터 놔 달라고 해서는 안 된다. 게다가 주사의 종류도 증상과 단계에 따라 모두 달라지기 때문에 전문의와의 상담을 통해 서두르지 않고 하나씩 하나씩 순서대로 치료해 보는 것이 중요하다.

　쉽게 말해, 약이나 물리치료로 낫지 않으면 주사치료를 고려해야 하고, 주사치료도 효과가 없으면 이후 수술을 고려해야 한다는 뜻이다. 그래서 나는 요즘 일부 클리닉에서 병의 원인이나 관리에 대한 설명 없이 곧바로 주사치료를 적용하는 것이 올바른 치료 방법이라고 생각하지 않는다.

　더 중요한 것은 주사를 맞느냐, 맞지 않느냐의 문제가 아니다. 주사에만 의존하지 말고 평소 운동과 생활 습관 개선을 통해 관절을 관리하는 것이다. 다시 말해 운동은 하지 않고 무조건 주사에만 의존하는 것도, 주사가 필요한 상태인데도 무조건 주사를 거부하는 태도 모두 만성적인 통증에서 벗어나지 못하는 원인이다.

인공관절 수술을 하면 새 관절이 생긴 걸까?

6개월 전 다른 병원에서 인공관절 수술을 받았다는 74세의 여성 환자가 진료실에 들어왔다.

"수술한 지 6개월이 지났는데 아직도 통증이 그대로예요. 그런데 병원에서는 맨날 엑스레이만 찍고 수술이 잘 되었다는 말만 반복하지 뭐예요. 잘 걷지도 못하고 바닥에 앉으면 일어날 수도 없고, 계단은 지금도 못 내려가는데 정말 이상 없는 거 맞아요? 수술이 잘못된 건 아닌지 한 번 봐 주세요."

엑스레이를 살펴봤더니 환자의 말처럼 아무 이상이 없었다. 그럼 확인해 볼 것이 있다.

"한번 걸어 보세요."

"다리를 쭉 펴고 힘줘 보세요."

예상한 대로 지난 6개월 간 재활, 즉 기능회복 치료가 전혀 이루어지지 않았다. 다리를 잘 펴지도 못할 정도로 허벅지 근육이 퇴화한 상태였고, 다리에 힘이 없어 걸을 때도 무릎을 펴지 못한 채 구부정하고 엉거주춤했다.

"수술은 잘 된 것이 맞는데 환자분 재활 점수가 빵점입니다. 꼭 필요한 운동법을 알려드릴 테니 매일 연습하세요. 물리치료나 약에만 의존하면 절대로 나아지지 않아요. 가까운 수영장에 가서 수영이든 아쿠아로빅이든 무조건 운동을 시작하세요. 수영장 가는 게 부담스러우면 실내 자전거 하나 사 놓으시고 하루에 30분 이상 타세요. 우선 무릎을 쭉 펴는 운동부터 시작하셔야 합니다."

지금까지 통증이 이어진 원인과 운동의 중요성에 대해 설명하고, 운동을 꼭 시작하겠다는 약속을 받아낸 뒤 한 달 후에 검진을 진행하기로 하였다. 약속된 한 달 후 진료실에 들어오는 환자의 걸음걸이는 확연히 달랐다. 얼굴에도 전에 없던 미소가 걸렸다.

"운동을 하니까 통증도 사라졌죠? 조금 괜찮아졌다고 운동 그만두시면 안 돼요. 평생 운동한다 생각하며 꾸준히 해야 합니다. 그래야 인공관절도 오래 잘 써요."

인공관절 수술을 무사히 끝내고 엑스레이 사진에서도 문제가 발견되지 않으면 더 이상 통증에 시달리지 않을 것이라고 생각하는 사람들이 많다. 찬물을 끼얹는 소리일지 모르겠지만, 절대 그렇지 않다. 인공관절 수술을 하기 전 통증에 시달리면서, 또 수술의 회복 기간 동안, 혹은 골절을 치료하면서 움직이지 못하는 사이 주변 근육은 백이면 백 모두 약해진다. 그리고 이 상태에서 원래 활동을 이어가면 통증이 다시 생길 수밖에 없다. 수술이나 치료가 잘못되어서가 아니다. 약해진 근육으로 활동을 하려니 아픈 것이다. 수술 전후, 골절 치료 중에도 재활 운동에 꼼꼼히 신경 써야 하는 이유다. 엑스레이 결과가 좋아도 재활 운동, 기능회복 운동은 무조건 해야 한다.

더군다나 나이가 들면 수술을 받았든, 받지 않았든 상관없이 근육이 퇴화되지 않도록 방지하는 차원에서라도 운동을 반드시 해야 한다. 나는 병원을 찾은 환자들에게 운동을 알려줄 때 주변의 평소 운동을 절대 하지 않는 사람들에게 시범을 보여서라도 운동법을 알려 주고, 최대한 함께 운동하기를 당부한다. 수술을 받았건 수술을 받지 않았건, 아직 관절이 쓸 만한 상태이건 치료가 필요한 상태이건 제대로 된 운동을 생활화해야 한다. 왜 나만 운동을 해야 하는지 물을 것이 아니라, 누구나 반드시 해야 하는 것이 운동이다!

뭘 할 때 아픈지 **알면서도** 고치지 **않는다**

●
●
●

정형외과 의사들은 진료실에 걸어 들어오는 환자의 모습만으로도 어디가 불편한지 파악할 수 있다. 디스크가 안 좋은 사람은 진료를 위해 호명된 뒤에도 진료실에 들어오기까지 일단 시간이 오래 걸린다. 아파서 움직이기 어려우니 천천히 일어나고 천천히 걸어서 천천히 들어오기 때문이다. 걸을 때에도 허리 뒤쪽에 손을 대고 구부정한 자세로 들어온다. 금세 이 환자가 디스크가 안 좋아 병원을 찾았음을 알 수 있다.

또 상담을 진행하면서 이 사람이 의사가 알려 주는 관리법이나 운동법을 잘 이해하고 실천해서 치료가 수월할지, 아니면 아무리 알려 줘도 스스로 실천하지 않을 사람인지 어느 정도 예측이 가능하다. 방법은 간단하다. 어디가, 언제, 어떻게 아픈지만 물어보면 된다.

"언제부터 아프셨어요?"

"무엇을 하고 나서 아프셨나요?"

"어떤 동작을 할 때 더 아픈가요?"

"아침에 아프세요? 일하고 난 오후나 밤에 더 아프세요?"

자신이 언제 어디가 어떻게 아픈지 잘 아는 사람은 스스로를 잘 관찰하고 치료에도 적극 참여할 가능성이 높다. 반면 나의 질문에 대답을 잘 하지 못하는 사람들은 관리 방법이나 운동 방법에 크게 관심을 기울이지 않는다. 대부분 좋은 주사나 약으로 빨리 낫게 해 주길 바랄 뿐이다.

정형외과 질환은 환자 본인이 얼마나 적극적으로 치료에 참여하는지, 즉 생활 관리가 매우 중요하다. 통증의 원인이 되는 상황은 스스로 피하고 재발을 막기 위해 꾸준히 운동해야 한다. 하지만 본인의 몸에 예민하지 못한 사람은 남이 해 주는 수동적인 치료만을 바라기 때문에 치료가 더디고 완치가 어렵다.

"어깨가 뭉치고 아파서 마사지도 자주 받으러 다니는데 맨날 그때뿐이에요. 하루만 지나면 다시 그대로 뻣뻣하게 굳어 버려요."

환자는 상담하는 내내 등을 구부정하게 굽히고 목을 앞으로 쭉 뺀 채 이야기했다. 그야말로 완벽한 거북목의 표본이었다.

"당연하죠. 아프다고 하는 곳이 승모근이라는 근육인데요, 이 근육은 스스로 관리하지 않고 마사지로 풀어 봐야 시간이 지나면 다시 뭉쳐요. 무거운 머리를 들고 유지하는 역할을 하기 때문에 지금처럼 자세가 좋지 않으면 늘 무리하게 되고 스트레스를 받게 됩니다. 컴퓨터나 스마트폰을 보는 내내 그러고 있으면 그 근육이 어떻게 버티겠어요? 그러니 살려 달라고 외치면서 뭉쳐버린 거예요."

이 환자와 같은 근막통증 증후군은 마사지와 같은 수동적인 치료법으로는 치료에 한계가 있다. 일할 때나 책을 볼 때 어깨를 펴는 자세를 유지하고 고개를 너무 숙이지 않도록 주의하는 등 평소 관리를 게을리 하지 않아야 만성적으로 재발하는 승모근 통증을 예방할 수 있다. 동시에 등 근육도 강화해 주어야 한다. 등 근육이 강화돼 구부정한 자세가 펴지면서 승모근이 받았던 스트레스도 줄어들 수 있기 때문이다.

매운 음식을 자주 먹어서 위염이 생겼을 때를 생각해 보자. 약을 먹어 통증을 줄일 수는 있어도 확실한 치료 전, 통증이 줄었다고 해서 다시 매운 음식을 마음대로 먹으면 통증이 재발하는 것은 물론이고 위염도 나을 수 없다. 근골격계 통증도 마찬가지다. 약이나 물리치료 등으로 치료하면 통증은 금방 사라질 수 있다. 하지만 원인이 되는 잘못된 자세, 약해진 근육 등 근본적인 원인을 고치지 않으면 만성적인 통증에 시달릴 수밖에 없는 것이다.

생활 속에서 관절이 미세하게
망가져 간다

:
.
.

"평소에 무리해서 일하고 있지는 않으세요?"

"아니요. 특별히 그렇지는 않은데요."

엑스레이 촬영 결과 연골이 나이에 비해 빨리 마모된 것이 확인되는 환자라도 스스로 무리하고 있다고 대답하는 이는 거의 없다. '남들도 이 정도의 일은 다 하고 산다'고 생각하기 때문이다. 하지만 자신이 무리하면서까지 일을 하고 있는지 아닌지는 절대적 기준이 아니라 상대적 기준으로 보아야 한다. 10kg 역기를 장미란 선수가 드는 것과 몸이 허약한 사람이 드는 것은 당연히 다르지 않겠는가? 평소에 관절이 튼튼하고 근육이 잘 발달되어 있는 사람은 어느 정도 일을 해도 잘 견뎌 낸다. 그러나 평소 몸 관리는 전혀 하지 않으면서 매일 몇 시간씩 쪼그려 앉아 일하고, 무거운 짐을 하루 종일 들고 다닌다면 관절이 망가지는 것은 시간문제다.

반복적으로 같은 증상이 나타난다는 것은 관절을 손상시키는 원인이 존재한다는 뜻이다. 그리고 이 손상이 치료되지 못하고 만성적이고 반복적으로 일어나면 조직이 퇴화하고 회복력이 떨어질 수밖에 없다. 원인이 되는 생활 습관을 고치지 않고 계속해서 무리한 일을 반복하면 손상된 관절이 회복될 기회는 더욱더 사라진다.

만성적인 손상의 원인이 무엇인지 알면서도 잘 고치지 못하는 이유는 대부분 그것이 일처럼 피할 수 없는 상황이거나 평소 습관, 자세와 같이 무의식적으로 반복하는 일들이기 때문이다. 특히 일과 관련해서는 스스로 잘못된 습관을 반복하고 있음을 인지하고 있다 하더라도 통증을 참 잘도 참는다. 마늘 껍질을 까거나 뜨개질을 할 때 우리는 몇 시간씩 앉아서 똑같은 동작을 반복한다. 그러면서 대부분 이렇게 말을 한다.

"여기까지만 해야지."

"조금만 참고 더 하면 다 하는데….".

그렇게 참아가며 일을 하는 동안 우리의 관절은 회복할 수 없는 손상을 입고 있다는 사실을 알아야 한다.

우리가 평소 의식하지 못한 채 관절을 상하게 만드는 행동들을 소개한다. 만성적인 통증에 시달리고 있다면 다음과 같은 생활 요인을 고치려는 노력이 반드시 필요하니 스스로 점검해 보자.

아무리 병원 치료를 잘 받아도 스스로 관절을 망치는 행동을 그만두지 않으면 만성적인 통증으로부터 벗어날 수 없다. 다시 한 번

TIP **관절을 상하게 만드는 생활 요인**

무릎

· 쪼그려 앉기

· 과체중

· 오랜 시간 같은 자세로 서 있기

· 무릎을 다 펴지 않는 잘못된 걸음걸이

· 무리하게 계단 오르기

· 통증이 느껴지기 쉬운 과한 운동 : 테니스, 에어로빅, 108배 운동 등

목/허리

· 목을 앞으로 뺀 구부정한 자세 : 장시간 컴퓨터나 핸드폰 사용, 독서 등

· 엉덩이를 쭉 빼고 앉은 자세 : 공부, 업무, 장거리 운전 등

· 무거운 물건을 들 때 다리 힘 안 쓰고 허리 힘으로만 들기

어깨

· 팔을 어깨보다 높이 든 상태에서 동일한 동작 반복 : 창문 닦기, 머리 손질, 도배 등

· 힘주어 누르는 동작 : 칼질 등

· 팔을 내려치는 동작이 반복되는 운동 : 배드민턴, 테니스 등

팔꿈치/손목/손

· 무거운 물건을 장시간 들거나 옮기는 동작 : 이사, 청소 등

· 손목 움직임이 부자연스러운 동작 : 가위질, 껍질 까기 등

· 장시간 손가락 반복 사용 : 바느질, 뜨개질, 마늘 까기, 농사일 등

발목/발

· 발목 부상 후 인대가 불안정한 상태에서 과도한 운동

· 발끝이 좁아지는 신발, 하이힐

· 쿠션이 좋지 않은 신발을 신고 장시간 걷기

골반

· 과체중

· 무거운 물건 들고 장시간 걷기

· 한 쪽으로만 다리를 꼬고 앉기

말하지만, 가라앉았던 통증이 다시 생기는 것은 주사 약효가 다해서
도 아니고 나이가 들어서도 아니다. 우리의 생활 속에 있다는 사실
을 기억해야 한다.

병원을 나와 집에 가서
어떤 노력을 하셨나요?

"지난번 병원에 다녀가고 한 달이 지났는데 무릎이 낫질 않아요."

엑스레이 촬영 결과도 나쁘지 않고 나이도 50대 초반으로 비교적 젊은 환자였다. 그런데 이야기를 나눠 보니 첫 번째 진료 후 약도 제대로 챙겨 먹지 않고 알려 줬던 운동도 전혀 하지 않은 눈치다.

"환자분, 여기서 통증이 느껴지는 거죠? 그런데, 혹시 지난 한 달 동안 무릎이 낫기 위해 어떤 노력을 하셨나요?"

우리 몸은 거짓말을 하지 않는다. 회복을 위해서는 노력이 필요하다. 약도 잘 먹어야 하고, 물리치료도 열심히 받아야 한다. 필요한 운동도 빠뜨리지 말고 해야 한다. 그런데 아무런 노력도 하지 않고 시간이 흐르면 저절로 나을 거라고 기대하는 환자들이 여전히 많다.

내과나 외과에 속하는 질병 치료와 정형외과 질병 치료에서의 가장 큰 차이는 무엇일까? 바로 정형외과 치료에서는 환자 스스로 노력하고 참여해야 하는 부분이 많다는 것이다. 다시 말해 환자의 태도에 따라 치료 예후의 차이가 무척 크다. 폐가 아프니까 오늘 하루만 숨을 안 쉬고 폐를 좀 쉬게 해 주자, 심장이 아프니까 일주일만 심장을 쉬게 하자, 혹은 약해진 폐나 심장을 강하게 만들기 위한 운동을 시작하자는 것은 말이 되지 않는다. 이는 환자의 의지로 해결할 수 있는 범위를 벗어나는 일이다.

그러나 관절은 가능하다. 간 운동, 폐 운동은 없지만 관절 운동은 있다. 무릎에서 통증이 느껴지면 무릎 주변 근육을 강화하는 운동을 통해 통증을 줄일 수 있고, 어깨가 굳어서 아프면 열심히 스트레칭해서 더 나은 상태로 만들 수 있다.

고혈압이나 당뇨 환자들은 의사에게 고혈압이나 당뇨를 깨끗이 낫게 해달라는 요구를 하지 않는다. 관절 질환 역시 마찬가지다. 관절병도 낫는 병이 아니다. 관리하는 병이다. 한 번 치료가 되었다고 평생 완치되는 병이 아니라는 의미다. 이와 같은 관절 질환의 특징을 이해한다면 "왜 낫지 않을까요?" "왜 또 아픈 겁니까?" "약 먹고 주사 맞아도 그때뿐입니다"와 같은 하소연은 하지 않게 될 것이다.

결국 정형외과 질환을 치료하기 위해서는 스스로 관리하고 노력할 것이라는 마음가짐이 중요하다.

그래서 말인데요…, 여러분은 어떤 노력을 하고 계십니까?

정형외과 치료에 대한 오해와 진실

Q '물리치료나 받고 가세요'는 무슨 뜻일까?

정형외과를 방문했다면 누구나 한 번쯤 들어봤을 말이다. 그런데 이 이야기를 들은 환자 중 어떤 이는 '난 너무 아파서 병원에 왔는데, 왜 이렇게 성의 없이 쉽게 이야기하는 거지? MRI도 안 찍어 보고 말이야. 아무래도 다른 병원에 가는 게 낫겠어'라고 생각한다. 하지만 의사 처방의 진짜 의미는 완전히 다르다. '심한 질환이 아니고, 가볍게 지나갈 만한 병이니 걱정하지 마세요. 약 먹고 물리치료를 며칠만 받아도 좋아질 수 있습니다. 고가의 MRI 검사를 해야 할 필요도 없어 보입니다'라는 의미다. 그러니 의사가 환자의 병을 소홀히 여긴다고 오해하지 말고 의사의 지시를 잘 따라 줬으면 좋겠다.

Q 의사가 쉬라고 할 때 도대체 얼마나 쉬어야 할까?

급성 손상이든 만성적인 질환이든 일단 통증이 생긴 초반 급성기에는 잘 쉬는 것이 중요하다. 충분한 휴식으로 급성 통증을 가라앉히는 것이 우선이기 때문이다. 부위에 따라 차이는 있겠으나, 기본적으로 적어도 일주일 정도는 아무 것도 하지 말고 푹 쉬어야 한다. 그 다음 통증이 어느 정도 가라앉고 나면 정상적인 운동 범위를 회복할 때까지 부드럽게 스트레칭을 시작한다. 이후 더 이상 통증이 느껴지지 않고 상태가 호전되면 근력 강화 운동을 진행하는 것이 모든 관절 치료에 해당하는 아주 기본적인 원칙이다.

Q 내가 받고 있는 치료, 혹시 과잉 진료일까?

과잉 진료인지 아닌지 지혜롭게 판단하고 싶다면 스스로에게 먼저 질문을 던져 보자.

"나는 지금 참을 수 없는 통증을 느끼고 있는 상태인가?"

관절 치료는 엑스레이나 MRI 검사를 했을 때 정상적인 관절의 '모양'이 나오도록 만드는 것이 아니라, 아픈 '증상'을 없애는 것이 치료 목표임을 명심해야 한다. 내가 느끼는 증상이나 통증은 그리 심하지 않은데도 MRI 검사 결과 파열이 보이고 연골이 많이 닳았다는 이유만으로 수술을 처방받은 환자들이 제법 있다. 하지만 수술은 앞으로 닥칠 통증을 예방하기 위해 하는 것이 아니다. 약이나 물리치료, 적절한 운동 등으로 나아지지 않을 때 마지막으로 고려해야 하는 최후의 수단이다. 그러니 환자가 느끼는 증상과 상관없이 단지 영상 검사 결과만을 보고 무조건 수술부터 권유한다면 치료법에 대해 다시 한 번 생각해 보는 것이 좋다.

Q 의사들은 왜 제각기 다른 처방을 내리는 걸까?

의사마다 다른 처방을 내리는 이유 중 하나는 통증의 양상이 비슷해 명확한 진단이 어려운 경우다. 예를 들어, 엉덩이 부근에 통증을 느껴 병원을 찾은 경우 허리에서부터 발생한 문제인지 고관절 자체의 문제인지 진단이 늦어지는 경우가 자주 발생한다. 엉덩이 부근이 아파서 병원에 갔는데 허리 때문이라고 해서 약을 먹고, 물리치료를 받고, 허리에 주사도 맞았지만 통증이 좀처럼 나아지지 않아 다른 병원에 가 봤지만 이 병원에서도 허리가 원인인 것 같다며 이번에는 허리에 다른 주사를 맞아 보자고 한다. 하지만 이 역시 별 효과가 없다. 나중에 혹시나 해서 골반 엑스레이를 찍고 MRI 검사를 해 보면 결국 고관절 관절염 또는 무혈성 괴사증이라고 최종 진단받는다. 이런 경우는 꽤 흔해 마지막에 찾아가는 병원의 의사가 명의가 된다는 의사끼리의 우스갯소리가 있을 정도다.

이런 일이 생기는 가장 큰 이유는 질병의 원인이 되는 부위와 환자가 통증을 느끼는 부위가 일치하지 않기 때문이다. 허리 디스크에 문제가 발생했을 때 엉덩이 통증을 호소하는 분들이 많다. 게다가 이 경우 실제로 허리 디스크 문제일 때가 더 흔하기 때문에 허리를 먼저 치료하는 경우가 자주 발생한다. 허리 문제인지, 골반 문제인지 감별하는 테스트가 몇 가지 있기는 하지만 의사가 정확한 진단을 내리기에 아주 비슷한 경우가 있다. 따라서 병원을 선택할 때 경험이 풍부한 정형외과 전문의인지 확인하는 것이 중요하다.

Q 몇 주씩 약을 먹어도 건강에 괜찮을까?

내가 레지던트 때를 회상해 보면 당시 교수님들은 2~3개월씩 약을 처방하는 일이 흔했다. 그런데 요즘 환자들에게 약을 2개월치 처방하겠다고 말하면 많은 환자들이 의사의 실력이 부족하다며 다른 병원을 찾아갈 것이다. 사실 내가 레지던트 당시 사용하던 약이나 지금 처방하는 약이 크게 달라지지는 않았다. 획기적으로 치료 기간을 단축시킬 수 있는 새로운 약이 발견된 바도 없다. 결국 약물의 복용 기간은 과거나 현재나 크게 달라지지 않는다는 이야기다. 그렇다면 최근의 환자들이 약물에 갖는 반감이 이토록 커진 이유는 무엇 때문일까?

무엇보다 약을 처방할 때 의사가 환자에게 정확한 설명을 하지 않는 것이 하나의 원인이라고 생각한다. 일단 약이 치료 효과를 내기 위해서는 약 성분이 우리 혈액 안에서 적절 농도에 이르러야 하고 그렇게 나타난 약리 작용이 어느 정도 지속되어야 치료 효과도 나타난다. 따라서 약의 종류에 따라 1~2일 만에 바로 효과가 나타나기도 하고, 한 달 이상 복용했을 때 그제야 증상이 호전되기 시작하는 약도 있다. 그런데 약을 처방하면서 이런 설명을 제대로 듣지 못한 환자는 3~4일 동안 약을 꾸준히 챙겨 먹어도 별다른 차도가 보이지 않으니 처방이 잘못되었다 생각하고 다른 병원을 전전하거나, 마음대로 약을 끊는 일이 벌어진다.

앞에서도 이야기했지만, 진통소염제는 단순한 진통제와는 다르게 치료제임을 알아야 한다. 염증을 가라앉히는 치료 효과를 보려면 일정 기간 꼭 복용해야 한다. 물론 무조건 약을 오래, 많이 먹는 것은 옳지 않다. 소염제를 너무 오래 먹으면 부작용으로 위염, 위궤양 등의 소화기계 문제가 생길 수 있고, 심혈관질환도 생길 수 있다. 하지만 꼭 필요할 때, 의사의 지시에 따라, 본인에게 맞는 약을, 용법에 따라 잘 복용한다면 문제될 것 없다. 더불어 이후 어느 정도 증상이 호전되었다면 약을 줄여 가면서 본인에게 필요한 운동 요법 등으로 꾸준히 관리하는 것 역시 치료에서 중요한 부분이다. 단순히 약물이 몸에 좋지 않다는 스스로의 판단에 의해 약을 임의로 먹지 않거나, 반대로 무분별하게 약을 남용하는 것 모두 지양해야 할 태도다.

아플 때는 아기처럼,
아프지 않으려면 어른처럼!

이 책의 모든 내용이 옆의 그림 두 장으로 모두 표현된다면 믿을 수 있겠는가?

첫 번째 그림은 임신 40주, 태어나기 직전 태아의 자세로 사람이 가장 편안함을 느끼는 자세라 할 수 있다. 허리나 무릎에 통증이 심했을 때를 떠올리면 더욱 쉽게 이해할 수 있을 것이다. 허리가 아프면 자연스럽게 허리를 구부리게 되고, 무릎이 아프면 무릎을 바르게 펴지 못하고 구부린 상태를 유지한다. 관절에 통증이 느껴지면 그 부위가 어디든 구부린 상태로 있는 게 가장 덜 아프고 편하다고 느낀다. 이는 타고난 자기 보호 자세이기에 그렇다.

엄마 뱃속에서 동그랗게 몸을 말고 편안히 지내던 우리는 세상 밖으로 나와 점차 목을 가누고 일어나 걷게 된다. 굽었던 목과 허리가 똑바로 펴지고, 무릎과 고관절도 쭉 펴진다. 엄마 뱃속처럼 편안

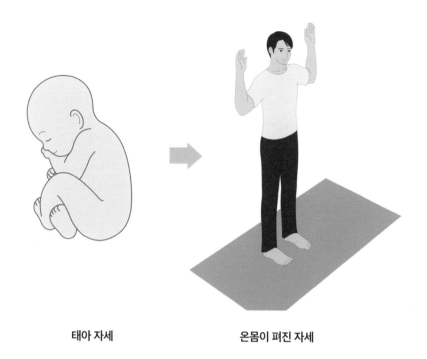

태아 자세   온몸이 펴진 자세

한 자세는 아니지만 직립 보행을 위해서는 꼭 필요한 자세다. 따라서 관절이 건강하기 위해서는 온몸이 쭉 펴진 자세를 유지할 수 있어야 한다. 이 책에서 다루고 있는 거의 모든 운동법의 공통점이기도 하다.

누구나 한 번쯤 겪는다는 요통을 예로 들어 보자. 허리의 통증이 느껴지면 허리를 굽혀 옆으로 눕거나, 무릎 뒤에 큰 베개를 받쳐 골반을 구부린 채 누워야 통증 없이 편안히 누울 수 있다. 그런데 이 자세야 말로 위에서 보았던 태아의 자세와 같다. 걷는 모습도 마찬가지다. 허리가 아프면 허리를 완전히 펴지 못하고 손으로 허리를 짚은 채 엉거주춤하게 걷는다. 허리를 바르게 펴기 어려우니 자연스럽게 무릎도 살짝 구부린 상태로 걷는다. 태아기 자세로 걷는 셈이다. 이는 앞서 설명한 바와 같이 태아기 자세야 말로 통증을 효과적으로 덜어 내고 스스로를 보호할 수 있는 가장 편안한 자세이기 때문이다.

하지만 우리가 편안함을 느끼는 자세와는 별개로 바른 자세를 유지하고 통증을 예방하기 위해 궁극적으로 해야 할 운동은 우측의 그림이다. 물론, 급성 통증기에는 편안한 태아 때의 자세를 취하고 쉬어야 하지만 약이나 물리치료, 주사치료 후 통증이 줄어들면 우측 그림을 생각하며 운동을 시작해야 한다. 굽은 허리를 펴는 스트레칭을 하고, 스트레칭이 어느 정도 익숙해지면 바르게 편 자세를 유지하기 위해 근육을 강화하는 운동을 하는 것이다.

재미없고 지루하고 하기 싫은 운동을 꼭 해야 하는 걸까? 극단적으로 말하자면, 첫 번째 그림처럼 어머니의 자궁 속으로 돌아가 태아기의 자세를 유지할 수 있는 능력이 없다면 누구나 꼭 해야 하는 것이 바로 운동이다.

다시 말해, 평생 통증 없이 살기 위해서는 짧아진 근육을 늘리고 약해진 근육은 강하게 만드는 운동을 해야 한다.

목과 허리를 펴는 운동을 하고,

어깨를 충분히 뒤로 젖혀서 벽에 닿도록 운동하고,

엉덩이 근육을 강하게 만드는 운동을 하고,

고관절을 쭉 펴는 운동을 하고,

허벅지 앞 근육을 키우는 운동을 해야 한다.

이 책을 다 읽고 내용이 잘 기억이 나지 않는다면 이 두 장의 그림을 떠올려 보자. 자신이 어떤 운동을 해야 할지 쉽게 알 수 있을 것이다.

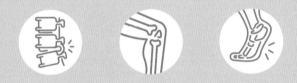

PART 2

'평생 쓰는'
관절
리모델링

왜 **정형외과** 의사는
늘 **운동하라**는 말만 할까?

수술을 고민 중인 환자에게 내가 꼭 하는 말이 있다.

"수술 후에 회복을 위한 운동을 열심히 안 하실 거면 수술도 하지 마세요."

무릎 연골판파열 수술을 한 지 두 달 된 50세 여성 환자가 외래를 왔다. 이 환자에게도 수술을 결정하기 전, 꼭 운동을 하겠다는 약속을 받아 냈었다. 하지만 약속은 지켜지지 않았다.

"지난 한 달간 근육 운동은 하고 오신 건가요?"

"무릎이 아파서 도저히 운동을 못하겠어요. 나아지면 꼭 할게요."

"수술 잘 받아놓고 결국 운동을 안 하면 통증이 사라지는 날은 오지 않습니다. 나아지면 운동하겠다는 말은 영원히 운동하지 않겠다는 말이랑 똑같아요. 조금 아프더라도 지금 운동해야 하루라도 빨리 회복할 수 있어요."

환자에게 운동을 시키려는 의사와 통증이 사라지면 운동을 시작하겠다 미루는 환자 간의 싸움은 영원히 끝나지 않을 것처럼 느껴지기도 한다.

무릎 수술 후 운동 등 후속 관리가 잘 되고 있는지 확인하는 증상으로 신전 지체(Extension lag)가 있다. 이는 의자에 앉은 상태에서 무릎을 앞으로 쭉 폈을 때 다리를 완전히 일자로 펴지 못하고 구부러진 상태를 유지하는 것으로 허벅지 힘이 부족해 나타난다. 정상적으로 관리가 잘 이루어졌다면 수술 후 1~2일 안에 스스로의 힘으로 무릎을 바르게 펼 수 있어야 한다. 그런데 일주일이 되어도 완전히 다리를 펴지 못하는 환자들이 있다. 이런 사람은 예외 없이 회복 기간이 매우 길어진다. 심지어 6개월이 지나도 완전히 다리를 펴지 못한다. 이렇게 되면 근육 회복 기간이 너무 길어져 결국 다리를 절게 된다. 또 조금만 무리해도 무릎이 아파 온다. 수술 후 회복 초기 운동이 매우 중요한 이유다.

병원을 찾는 환자들은 사연도 제각각이고 증상도, 치료법도 저마다 다르다. 하지만 모든 환자의 진료 끝에 내가 덧붙이는 말은 언제나 똑같다.

"알려드리는 운동을 꾸준히 열심히 하셔야 합니다."

이 말을 들은 환자의 반응은 모두 다르다. 환자의 60% 정도는 설명을 잘 알아 듣고 운동의 필요성도 인식해 지속적으로 운동을 한다. 의사로서 매우 기쁘고 바람직한 상황이다. 그 외 30% 정도의 환자는 처음 일주일 정도는 잘 따라하다가 곧 지쳐서 그만둔다. 그리고 가장 힘이 빠지는 환자는 나머지 10%의 환자다. 이들은 아무리 이야기해도 절.대.로. 운동을 시작하지 않는다.

솔직히 말하면 운동을 지속하지 못하거나 아예 시작도 하지 않는 이 40%의 환자들 덕분에 수많은 정형외과가 운영되는 것일 수 있다. 전 국민이 정형외과에서 알려 주는 운동을 제대로 배워서 실천한다면 정형외과는 모두 문을 닫아야 할지도 모른다. 하지만 그런 일은 발생하지 않을 것이다.

왜? 여러분이 운동을 안 하니까!

나는 지금 정형외과가 망해도 좋으니 제발 운동을 하자고 말하고 있는 것이다. 단, 자신의 질환과 몸 상태에 맞춘 제대로 된 운동을 하는 것이 중요하다. 이 책이 알려 주고자 하는 것이 바로 그것이다.

가장 **중요한 치료**는 **운동**이다

⋮

한 번은 무릎 통증으로 내원한 환자에게 직접 물어봤다.

"환자분, 무릎을 치료하기 위한 방법에는 약, 주사, 운동이 있습니다. 어떤 치료가 가장 중요하다고 생각하시나요?"

환자의 대답은 예상했던 대로였다.

"첫 번째가 주사, 두 번째는 약, 세 번째가 운동이 아닐까요?"

많은 환자들이 운동은 시간적, 경제적 여유가 있는 사람이나 하는 것이라고 생각하는 경향이 있다. 운동을 하면 좋겠지만 할 수 있는 상황이 아니라면 안 해도 그만인 정도의 치료로 인식하는 것이다. 하지만 정형외과 질환을 치료하기 위해서는 무엇보다 운동과 후속 관리가 너무나 중요하다. 이를 놓치면 당연히 치료 기간도 길어지고 치료 효과도 떨어질 수밖에 없다.

솔직히 환자에게 필요한 운동을 가르치고 생활 습관을 교정해 주려고 노력하는 의사와 병원이 많지 않은 것도 사실이다. 여러 현실적인 어려움이 있다고 해도 어쨌든 의사로서 안타깝고 부끄러운 일이다.

나 역시 여러 병원을 이미 방문하고 온 환자들을 자주 만난다. 이 병원에서 낫질 않으니 새로운 곳에 가고, 또 다른 곳을 방문하고 결국 아무런 성과 없이 계속 이 병원 저 병원을 전전한 환자들이다. 이런 환자들에게 상담과 치료 후 필요한 운동에 대해 설명을 하면 생전 처음 들어 본다는 표정으로 나를 바라보는 일이 많다.

무릎 관절염으로 다른 병원에서 주사치료를 몇 번이나 받았던 70대 중반의 여성 환자 역시 운동법에 대해서는 한 번도 듣지 못했다고 대답했다. 결국 주사치료만 처방 받으며 오랫동안 방치된 탓에 허벅지 근육은 너무 약화되어 있었고, 약간의 신전 지체 소견까지 보였다. 이 환자에게 다리를 쭉 펴 허벅지 근육을 강화할 수 있는 운동법을 알려 주고 하루에 300번씩 하라고 당부했다. 몇 달 후 진행된 정기검진에서 환자는 아무리 주사를 맞아도 3개월이면 다시 아프던 무릎이 이제는 멀쩡하다며, 이렇게 좋은 운동을 예전에 알았으면 주사를 맞지 않아도 됐을 텐데, 이제라도 알게 돼 다행이라고 기뻐했다. 이제는 무릎이 아프다는 지인들에게도 이 운동법을 열심히 알려 주고 있다는 말에 의사가 할 일을 대신 해 주어 감사할 따름이었다.

정형외과 의사로서 가장 안타까울 때는 운동이 하기 싫고, 귀찮고, 번거롭고, 잊어 버리고, 바빠서 등 온갖 핑계를 대며 운동을 미루고 미루고 미루다, 결국 더 이상 미룰 수 없을 정도로 상태가 심각해진 후에야 어쩔 수 없이 운동을 시작하는 환자를 볼 때다. 어차피 해야 하는 운동, 아프기 전에, 악화되기 전에, 재발하기 전에 시작한다면 건강했던 그 상태로 훨씬 빨리 회복할 수도 있고 고생고생하며 치료를 받지 않을 수 있다.

선천성 '운동싫어증'을
반드시 극복하라!

·
·
·

운전을 하다 신호에 걸려 창밖을 보는데 어느 헬스클럽의 플래카
드가 눈에 들어왔다.

"도대체 여기다 뭐라고 쓰면 운동하러 오시겠습니까?"

무릎을 치게 만드는 홍보 문구였다. 운동이 좋다는 것을 모르는
사람은 없다. 심지어 대부분 운동을 해야 한다고 알고 있다. 하지만
정작 실천에 옮기는 사람은 적다. 진료실에서 환자들을 대하면서 가
장 안타깝게 생각하는 부분이기도 하다. 어떤 때는 '정말 그렇게 운
동이 하기 싫을까?' '이 환자에게 어떻게 설명을 해야 운동을 시작할
까?' 하는 고민에 빠지기도 한다.
"하고자 하는 사람은 방법을 찾고, 하기 싫은 사람은 핑계를 찾는

다"는 말이 있다. 운동에 있어서도 다르지 않다. 나이에 따라 흔히 하는 핑계도 제각각이다.

20대 " 난 아직 젊은데 뭐."
30~40대 "내가 운동할 시간이 어딨어?"
50~60대 " 난 이제 아파서 운동 못 해."
70~80대 "이 나이에 운동한다고 좋아지겠어?"

20대는 자신의 나이를 과신해서 건강을 위한 운동의 필요성을 느끼지 못하고 30~40대는 가정적으로나 사회적으로 가장 바쁠 나이기도 하고 아직 젊다는 생각에 운동과 멀어진다. 50~60대는 마음먹고 처음 운동을 시작했더니 오히려 여기저기가 더 아프고, 그래서 너무 쉽게 운동을 포기하고 중단해 버린다. 그러다 70~80대가 되면 이제와 운동을 시작한다고 이 나이에 좋아지겠나 싶은 생각에 아예 시도조차 하지 않는다.

그렇다면 도대체 언제 운동을 시작할 건가?

무릎 퇴행성 관절염 치료에 대한 미국정형외과학회(AAOS)의 치료 가이드라인에는 근육 강화 등의 운동치료가 매우 중요한 치료 방법 중 하나로 명시되어 있다. 운동을 열심히 한 퇴행성 관절염 환자군이 그렇지 않은 대조군에 비하여 통증, 강직 정도, 생활 만족도, 기능 점수 등에서 통계적으로 우수한 차이를 보인다는 것이다.

심지어 무릎 인공관절 수술을 받은 뒤에도 운동은 열심히 해야 하며, 전혀 무리가 가는 행동이 아니다. 4년 전 무릎 인공관절 수술을 받은 뒤 정기검진을 위해 병원을 내원한 70대 여성 환자분이 그러했다. 엑스레이 촬영 결과도 좋고 안내해드린 운동도 아주 잘 하고 계신 분이었다. 검진 결과 수술 전 약해져 있던 근육은 모두 정상으로 회복되었고 최근에는 헬스클럽도 다니고 수영도 하면서 즐겁게 지낸다고 하셨다. 무엇보다 운동을 시작하면서 체중이 10kg 가까이 줄어 당뇨약까지 끊게 되었다고 밝게 웃으셨다. 이런 환자들을 볼 때마다 인터뷰 촬영을 해서라도 운동을 하지 않는 다른 환자들에게 보여 주고 싶은 마음이 들곤 한다. 더불어 의사의 말을 잘 믿고 따라 주어 의사로서 감사한 마음도 든다.

정형외과 의사가 '운동하셔야 합니다'라고 말하는 것은 다른 할 말이 없어서가 아니다. 병원에서 치료해 줄 방법이 없어서도 아니다. 누구라도 운동을 하면 즐겁고 통증 없이 노년기를 보내는 것이 가능하다는 것을 너무나 많은 경험을 통해 이미 알고 있기 때문이다.

"운동 안 할 거면
병원에도 오지 마세요!"

한 번은 지인의 아는 분이 허리 통증으로 나에게 진료를 받은 뒤 이렇게 말했다는 이야기를 들었다.

"병원에서는 해줄 게 없대. 방법이 없대."

설마 내가 환자에게 그렇게 말했을까?

"허리에 퇴행성 변화가 심하고 협착증까지 와 있긴 하지만 상태가 그렇게 심한 것은 아닙니다. 약 드시면서 며칠 물리치료 받고, 통증이 좀 나아지면 허리 펴고 걷는 운동을 시작하세요. 다른 운동도 알려드릴 테니까 꾸준히 하시고요."

분명히 약 처방에 물리치료에, 허리에 좋은 운동까지 안내했는데 '해줄 게 없다'고 했다니…. 좀 더 자세히 설명하지 못한 내 잘못이라고 생각하기로 했다. 그런데 과연 내가 좀 더 자세히 설명했다 한들 그 환자가 병원 치료와 운동에 적극적이었을까?

"최근 통증이 더 심해진 것은 염증 때문이니까 소염제 등을 먹고 물리치료를 받아 통증을 잘 가라앉히면 해결됩니다. 심한 통증이 사라진 뒤에는 허리 주변 근육을 키워서 퇴행성 변화가 진행된 척추를 지지해주어야 다시 통증이 생기는 것을 막을 수 있어요. 허리 주변 근육이 튼튼해질 수 있도록 꾸준히 걷기 운동과 근력 강화 운동을 하세요. 다시 아프지 않으려면 꼭 운동을 하셔야 합니다."

더 자세한 설명을 들었다면 환자분이 운동을 열심히 하셨을지 여전히 알 수 없다. 나의 말을 듣고 한 번만이라도 운동을 통해 통증이 가라앉고 상태가 좋아지는 경험을 한다면 운동의 중요성을 깨우치고 계속 노력할 수 있을 텐데, 그 분에게 이러한 경험을 하게 해드리지 못한 게 아쉬울 따름이다.

많은 사람들이 약이나 주사, 수술만이 진짜 치료라고 생각하고 운동은 크게 중요하지 않다고 생각한다. 어떤 이들은 의사가 다른 치료 방법을 몰라 그저 '운동하라'는 이야기만 한다고 생각한다.

"왜 약을 먹어도 아픕니까?"

"왜 주사를 맞아도 나아지지 않죠?"

"할 수 있는 치료를 다 해봤는데 효과가 없어요. 결국 저는 수술을 받아야 하나요? 주변 사람들은 웬만하면 수술 받지 말라는데 어떻게 해야 하죠?"

이럴 때 환자에게 해주는 말이 있다.

"아직 해보지 않은 치료가 있습니다."

"바로 운동입니다."

운동은 치료의 아주 중요한 한 부분이고, 실제로 적절한 운동을 통해서 얼마나 많은 환자들이 회복되었는지 이 책을 통해 꼭 알리고 싶다. 내가 이 책을 쓰기로 마음먹은 가장 큰 이유기도 하다.

"그것은
가짜 운동입니다"

．
．
．

　사실 환자들에게 평소 운동을 하냐고 묻는 질문에 하지 않는다고 솔직히 대답하는 환자는 거의 없다. 대부분 스스로 운동을 하고 있다고 답한다.

　80대 어머니와 60대 따님이 진료실에 함께 들어왔다. 엑스레이 사진을 보니 어머니 환자의 무릎 상태가 그리 나쁘지 않았다. 관절염 초기 정도였다. 평소에 운동만 제대로 해도 통증 없이 건강하게 지내실 분이다.

　"어머님, 운동은 좀 하세요?"

　"그럼, 내가 운동은 꾸준히 하지."

　어머니 뒤에 서 있던 따님이 아니라며 고개를 젓는다. 예전 같으면 환자의 대답만 믿고, 환자가 정말 운동을 하는 줄 알고 넘어갔다. 하지만 이제는 아니라는 것을 안다. 환자가 이야기하는 운동은 대부분 진짜 운동이 아니라 가짜 운동이다.

"어떤 운동을 하시는데요?"

어머님이 따님의 눈치를 보면서 말했다.

"내가 농사를 짓는데, 밭에 나가서 일해요. 그게 다 운동이지."

예상이 적중하는 순간이다. 일은 운동이 아니다. 오히려 일을 할 때는 관절에 좋지 않은 동작을 장시간 반복해야 하는 경우가 많다. 관절을 지키는 건강한 운동이 아니라 관절을 손상시키는 무리한 노동에 지나지 않는다.

"평소에 운동 좀 하시나요?"라는 질문에 대부분의 환자들은 자신 있게 그렇다고 답한다. "어떤 운동을 하시는데요?"라고 다시 물으면 자신감이 떨어진 목소리로 "걷기 운동합니다"라고 대답한다. 그럼 나는 마지막 질문에 들어간다. "걷기 운동이 일하면서 걷는 것을 이 야기하는 건가요? 따로 시간을 내 운동하려고 마음먹고 걷는 건가 요?" 이쯤 되면 대부분 겸연쩍게 웃으며 대답한다. "맞아요. 일하면 서 걸어요. 그게 운동이지요. 내가 얼마나 일을 많이 하는데…." 특히 여성 환자들의 경우, 운동이라고 가장 흔하게 착각하는 일상 행동 중 하나가 외출이나 쇼핑이다. 2~3시간 걸었으니 운동으로 충분하다고 생각하는 것이다.

내가 진짜 걷기 운동을 하고 있는지, 그저 의미 없이 걷고 있는 것인지 구분하는 쉬운 방법이 있다. 운동을 목적으로 운동화를 신고 나갔는지 생각해 보면 된다. 발이 편안한 운동화를 신고, 다리에 적당한 힘을 주고 무릎을 쭉 펴면서 리듬감 있게 걸었을 때 비로소 진짜 걷기 운동을 했다고 할 수 있다. 그저 무조건 걷기만 하는 것이 무릎에 좋다면 가장 좋은 직업은 많이 걷는 직업일 것이다. 하지만 진실은 그렇지 않다.

직업상 많이 걸을 수밖에 없다는 59세 남자 환자는 일을 마치고 집에 돌아왔을 때 매일 무릎이 화끈거리고 아픈 증상으로 병원을 찾았다. 물리치료를 받으러 갈 시간도 없어서 그저 참고 산다며 약을 먹으면 그나마 견딜만 하니 약 처방을 길게 해달라고 부탁했다. 엑스레이 검사 결과 무릎의 상태는 그리 나쁘지 않았다. 남성 환자인 터라 허벅지 근육도 어느 정도 있었다. 검사 결과를 모두 살펴본 뒤 환자의 보행 자세를 관찰했다. 역시나 터벅터벅 걷는 걸음걸이가 무릎 통증을 유발한 것으로 보였다. 바르게 걷는 자세를 알려드리니 이렇게 걷는 사람이 어디 있냐며 영 어색해 하셨다.

두 달 후 진료실에 들어오는 환자의 걸음걸이는 많이 자연스러워 보였다. 함께 병원을 방문한 아내분이 요즘은 일하고 들어와 무릎 아프다는 소리를 하지 않으니 너무 좋다고 전하며 더 이상 약도 먹지 않는다고 했다. 덧붙여 걸음걸이만 고쳐도 이렇게 좋아지는데 이런 방법을 왜 지금껏 다른 병원에서는 가르쳐 주지 않았는지 안타까워했다.

이처럼 걷기 운동은 참 좋은 운동이지만 잘못된 자세로 걸으면 오히려 독이 될 수 있다. 발이 아플 수도 있고, 무릎이 아플 수도, 허리나 목이 아플 수도 있다.

그렇다면 올바른 걷기 자세란 무엇일까?

첫째, 목과 등, 허리를 곧게 펴고 걷는다.

둘째, 무릎을 구부정하게 굽히지 않고 힘 있게 쭉 펴면서 걷는다.

셋째, 발을 디딜 때 발뒤꿈치부터 발 중앙부, 발가락 순으로 구르듯이 딛으며 걷는다.

여러분은 오늘 걷기 운동을 했다고 자신 있게 말할 수 있는가?

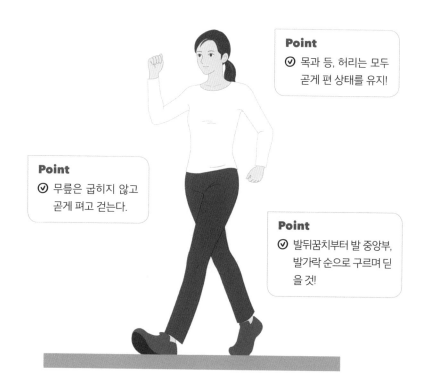

Point
✅ 목과 등, 허리는 모두 곧게 편 상태를 유지!

Point
✅ 무릎은 굽히지 않고 곧게 펴고 걷는다.

Point
✅ 발뒤꿈치부터 발 중앙부, 발가락 순으로 구르며 딛을 것!

정형외과 의사가 말하는
운동의 3원칙!

정형외과 의사로서 환자에게 언제나 운동의 중요성에 대해 강조하곤 하지만, 단순히 운동하는 것보다 중요한 것은 나의 몸 상태에 맞는 운동을 적절히, 그리고 바르게 하는 것이다. 의사로서 환자들이 운동을 할 때 반드시 지켜 줬으면 하는 3가지 기본 원칙에 대해 설명한다.

원칙 1 관절의 정상 운동 범위를 유지하라.

통증 때문에 움직일 수 없어 관절이 굳어 버린 환자의 경우, 자신이 움직일 수 있는 관절의 각도를 약간이라도 벗어나면 극심한 통증을 느끼곤 한다. 예를 들어 오십견 환자의 경우, 굳어 있던 팔을 누가 살짝이라도 건드리면 눈물이 핑 돌 정도의 강한 통증을 느낀다. 족저근막염 환자는 발목을 위로 올리는 움직임이 제한된 경우가 많아 밤

새 발목을 구부린 채로 자고 일어난 아침, 첫 발을 디딜 때 발목이 갑자기 위로 꺾이면 더 이상 한 발자국도 떼지 못할 정도의 통증을 느낀다. 허리가 아픈 사람도 마찬가지다. 허리가 아파서 구부정하게 다니던 사람은 순간 발을 잘못 디뎌서 허리가 살짝 펴지기라도 하면 허리에서 불이 번쩍이는 듯한 심한 통증을 느낀다. 따라서 통증으로부터 벗어나기 위해서는 평소 운동을 통해 관절의 정상적인 운동 범위를 유지하는 것이 중요하다.

원칙 2 유산소 운동과 근력 운동을 조화롭게 할 것!

운동을 꾸준히 한다는 환자들을 살펴보면 대부분 유산소 운동 위주로 하는 경우가 많다. 30대 중반 이후로는 누구나 자연스럽게 근육량이 줄어들기 때문에 유산소 운동과 더불어 근력 운동을 함께 해야 한다.

근력 운동은 가벼운 무게로 장시간 반복하면 근육 지구력이 좋아지고, 무거운 무게로 짧게 반복 동작을 할 때 근육 크기가 커지고 강해진다. 그러니 아무리 운동을 해도 근육이 생기지 않는다는 사람들은 아령은 좀 더 무겁게, 실내 자전거는 4~5단으로 강도를 높여 더 힘들게 운동하는 것이 도움이 된다. 이렇게 꾸준히 한다면 분명히 원하는 결과를 얻을 수 있을 것이다.

유산소 운동 역시 기본 원칙을 알고 실천하면 더욱 효과적이다. 미국질병관리본부(CDC)는 유산소 운동의 적정 수준을 소개하고 있는데, 그 일부를 소개하면 이렇다. 관절염 환자는 일주일에 중간 강도의 운동을 2시간 이상 하거나 높은 강도의 운동을 1시간 이상 할 것을 권장한다. 여기서 얘기하는 중간 강도, 높은 강도의 정의는 다음과 같다.

- **유산소 운동 중간 강도** : 걷기, 실내 자전거, 아쿠아로빅 등의 운동을 하면서 대화는 할 수 있지만 노래는 부르기 힘든 정도.
- **유산소 운동 높은 강도** : 운동할 때 몇 마디 이상 말하기 힘든 정도.

근력 운동과 유산소 운동의 기본 원칙을 알고 둘의 적절한 균형을 찾는다면 더욱 효과적으로 원하는 결과를 얻을 수 있다.

원칙 3 운동은 무조건 규칙적으로 꾸준히 하라.

너무나 당연한 이야기다. 평소에 운동을 하냐고 물어보는 질문에 왕년에 운동을 많이 했다고 동문서답하는 사람들이 있다. 하지만 이 대답은 현재 나의 건강에 아무런 도움이 되지 않는다. 지금 내가 어떤 운동을, 얼마나 하고 있는지가 중요하지 과거에 얼마나 많은 운동을 했는지는 전혀 중요하지 않다. 지금 나에게 도움이 되는 운동은 지금 내가 하고 있는 운동이다.

당연한 말이지만 운동은 매일 규칙적으로 꾸준히 해야 한다. 너무나 많이 들어 지겨울 정도인 이 원칙이 사실은 지키기 가장 힘든 것 중 하나이기도 하다. 하지만 이토록 강조하는 이유는 나에게 꼭 맞는 적절한 운동을 꾸준히 하는 것만큼 건강에 도움이 되는 것은 없기 때문이다. 운동이 귀찮거나 쉬고 싶은 유혹에 시달릴 때마다 꾸준한 운동의 중요성을 떠올리고 실천하도록 하자.

관절에 독이 되는 운동
vs. 관절에 득이 되는 운동

．
．
．

운동을 하다 통증이 생기면 사람들은 이렇게 말하곤 한다.

"이 운동은 나에게 맞지 않아."

"이 운동은 관절에 좋지 않아."

50대 여성 환자가 무릎이 퉁퉁 부어서 병원을 찾았다. 평소 운동을 전혀 하지 않으니 보다 못한 친구가 운동 좀 하라고 등산을 데려 갔다고 했다. 3시간 정도 등산을 했을 뿐인데 무릎이 망가졌다며, 등산이 무릎에 이렇게 나쁜 운동인지 몰랐다고 하소연을 했다.

진찰을 해 보니 무릎 관절 안에 물이 조금 차기는 했지만, 무릎이 망가졌다고 말할 상태는 아니었다. 퇴행성 관절염 1~2단계 사이로 보였다. 진료를 하는 내내 환자분은 등산 탓을 했다. 아마 지인들에게도 등산은 무릎을 망가뜨리기만 할 뿐이니 절대 하지 말라고 말렸을 것이다.

등산은 나쁜 운동이 아니다. 실제로 무릎 통증 없이 건강하게 등산을 즐기는 이들도 너무나 많다. 잘못된 것은 등산 자체가 아니라 평소 운동을 전혀 하지 않다가 갑자기 무리해서 3시간씩 등산을 했다는 데 있다. 오랜 시간 등산할 수 있는 허벅지 근육이 준비되지 않았는데 평지도 아닌 산을 3시간씩이나 오르내렸으니 무릎에 탈이 생길 수밖에 없는 것이다.

물론 등산이 무릎 연골을 닳게 만들 수는 있다. 한 번은 등산로 관리가 직업인 60대 남성분이 병원을 찾아왔다. 무릎이 뻣뻣해서 병원에 갔더니 관절염이 심해 수술을 권유받았는데, 혹시 수술을 피할 방법은 없는지 알아보고 싶다고 했다.

"무릎이 많이 아프세요?"

"아니요. 별로 아프지는 않아요. 약간 아리는 정도예요."

"그럼 수술하지 마세요."

하루에도 몇 번씩 온 산을 오르내리는 것이 직업인 분에게는 등산이 무릎 관절염의 원인으로 작용할 수 있다. 실제로 이 환자분은 엑스레이 촬영 결과 수술이 필요할 정도로 관절 상태가 좋지 않았다. 하지만 그보다 중요한 것은 환자 본인이 통증을 크게 느끼지 못했다는 점이다. 왜? 등산으로 다리 근육이 상상할 수 없을 정도로 단련되어 있었으니까.

정형외과를 찾는 수많은 환자들을 운동을 기준 삼아 나눈다면 운동을 너무 많이 해서 아픈 경우와, 운동을 너무 하지 않아 아픈 경우로 나눌 수 있을 것이다. 운동을 너무 많이 해서 아픈 사람들은 운동을 쉬라고 해도 쉬지 않는다. 그래서 계속 아프다. 반면 운동을 너무 안 해서 아픈 사람들은 운동을 하라고 해도 잘 하지 않는다. 그래서 통증에서 벗어나지 못한다. 의사 입장에서는 두 부류의 환자를 섞어서 딱 반으로 나누면 좋겠지만 그럴 수 없어 안타까울 뿐이다.

달리기를 하다가 무릎이 아프면 앞으로 절대 달리기를 하면 안 되는 걸까? 연골이 더 망가지지 않도록 달리기 대신 다른 운동을 권하는 의사도 있다. 하지만 나는 무릎 연골 상태가 너무 나쁘지 않다면 잠시 쉬었다가 무릎 주변 근육을 강화한 후, 다시 달리기를 시작해도 된다고 말한다. 관절만을 고려한다면 통증이 느껴질 때 운동을 그만두는 게 낫다. 예를 들어 허리가 아픈 사람은 축구나 격투기 같이 상대방과 충돌할 위험이 있는 운동을 피하는 게 좋다. 그러나 좋아하는 운동을 평생 안 하고 살 수는 없다. 어떤 사람에게 운동은 삶의 활력소일 수 있고 전신 건강은 물론, 정신 건강까지 지켜 주는 파수꾼 역할을 해 주기도 한다.

결국 중요한 것은 아프지 않은 범위 내에서 스스로 조절하면서 하는 것이다. 안 해도 아플 수 있고 해도 아플 수 있는 게 운동이다. 운동을 하다 부상을 입었다면 운동을 포기할 게 아니라 기능을 회복할 수 있는 운동이나 재활에 힘써야 한다. 이것을 잘 이해했다면 "이 주사는 효과가 얼마나 가나요?"라는 질문 자체가 잘못 되었다는 것을 금방 알 수 있다.

주사든 약이든 물리치료든, 치료를 통해 관절 주변의 문제가 해결되면 통증은 사라진다. 그런데 약해진 근육을 그대로 방치한 채 이전과 동일한 생활 습관(무거운 물건 들기, 망치질, 청소 등)을 이어가거나 운동(접영, 테니스, 배드민턴, 탁구, 숄더프레스 등)을 다시 시작하면 문제가 생겼던 부위에 다시 스트레스가 가해져 염증이 재발할 수 있다. 그런데 이때 환자들은 '이 주사의 약효가 3개월일 뿐이구나, 지난번 주사는 6개월은 갔는데'라고 생각한다. 하지만 다시 한 번 말하지만 이는 주사의 약효가 떨어져서 나타나는 증상이 아니다.

이 통증의 굴레를 이해하였는가? 그렇다면 자신의 상태에 맞는 근력 강화 운동을 실천하는 일만이 남았다.

약해진 근육은
저절로 다시 생기지 않는다

∙
∙
∙

'감기는 약 먹으면 7일, 안 먹으면 일주일 간다'는 말이 있다. 감기를 근본적으로 치료할 수 있는 약이 없기 때문에 나온 말이다. 감기를 치료할 수도 없는데 감기약은 왜 먹는 것일까? 감기약은 감기 증상을 완화시키는 약이다. 즉, 콧물을 멈추게 하는 항히스타민제, 열을 내리게 하는 해열제, 몸살로 인한 근육통을 완화시키는 진통제, 가래를 삭히는 진해거담제 등이 포함되어 있어 감기가 자연 치료되는 동안 이러한 증상들로 인한 불편함을 완화해 준다. 이러한 효과를 위해서 우리는 감기약을 먹는다.

정형외과의 치료도 감기약과 같다. 증상에 대한 치료인 '대중치료'라는 의미다. 염증이 발생하면 소염제, 근육 경직이 발생하면 근이완제, 붓기가 심하면 순환을 도와 붓기를 줄이는 약을 처방하고 저린 증상이 있으면 예민한 신경을 가라앉히는 약을 처방하는 등 증상에 따라 다양한 대증치료를 한다.

　그런데 우리는 이러한 치료를 통해 통증이라는 증상이 사라지면 통증을 만든 원인도 함께 사라졌다고 생각한다. 통증을 일으킨 원인은 해결되지 않은 상태인데도 치료가 모두 끝났다고 착각하는 것이다. 하지만 통증은 해결되었어도 관절은 계속 나빠지고 있는 상태일 수 있다. 미지근한 물에 개구리가 담겨 있는 상황과 비슷하다. 조금씩 몸이 익어가고 있지만 개구리는 자신이 죽고 있다는 사실을 자각하지 못한다. 병원 치료에만 의존하면 조금씩 나빠지고 있는 자신의 몸 상태를 인식하지 못하게 된다. 물론 환자 탓만 하는 것은 아니다. 환자의 증상만 치료하는 것이 추세가 되어 가고 있는 작금의 현실도 문제다.

　무엇보다 증상이 치료되었다면 더 중요한 과정이 남아 있다는 것을 유념해야 한다. 약해진 근육을 회복해야 한다. 특히 모든 관절 부위에 동일하게 적용되는 원칙이 있다. 관절이 아프면 그 부위를 덜 쓰기 때문에 자연스럽게 근육량도 줄어든다는 사실이다. 그리고 염증이 치료되고 통증이 줄었다고 해서 사라진 근육이 저절로 원래 크기로 자연 회복되지 않는다. 대부분 약해진 상태 그대로 남아 있다. 그러니 통증이 사라졌다고 병이 완치되었다 생각해 이전과 동일한 생활 습관이나 운동을 반복하면 약해진 근육 탓에 관절에 다시 무리가 가는 것이 당연하다. 따라서 줄어든 근육을 다시 강화해 회복시키려는 노력이 반드시 필요하다.

"수술을 한 지 이제 5개월 되었으니 다시 축구를 시작해도 괜찮을까요?"

평소 축구를 즐기는 30대 남성 환자는 인대가 끊어진 상태로 병원을 찾았다. 전방십자인대 수술 후 인대 상태는 어떤지, 무릎이 불안정하지는 않은지 살펴보았고 다행히 별 문제없이 상태가 아주 좋았다. 문제는 수술받은 쪽 허벅지 두께가 반대쪽 허벅지보다 4cm나 가늘어졌다는 점이었다. 게다가 가끔 다친 쪽 무릎 앞 부분이 은근히 아프고 시린 느낌도 있다고 했다.

"요즘 재활 운동은 안 하시나 봐요."

"네, 다시 직장 생활에 복귀하니 시간을 내기가 어려워서 거의 못하고 있어요."

수술한 인대는 잘 아물었지만, 이 상태로 축구를 시작하면 또 인대가 파열돼 병원을 다시 찾을 가능성이 높다. 실제로 동일한 경험을 한 환자들도 많다.

"좋아하는 축구 선수들 많죠? 그 선수들이 다치면 수술하고 바로 게임에 복귀하던가요? 충분히 재활 운동을 한 뒤 보통 1년은 지나야 다시 경기에 투입되지 않습니까? 그런데 취미로 축구하는 사람이 재활 운동 없이 근육이 약한 상태에서 바로 축구를 시작하면 어떻게 될까요?"

인대가 아무리 잘 아물고 튼튼한 상태라 해도 무릎 주변 근육이 약해진 상태에서는 운동 중 무릎이 약간만 비틀려도 정상 범위 이상

[허벅지]

[어깨]

[허리]

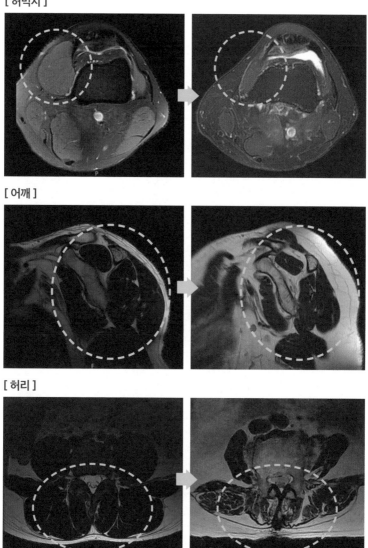

근육이 작아진 MRI 사진 비교

본문에 언급하였듯이 통증이 오래 지속되면 장기간 근육을 사용하지 않게 되고, 자연스레 근육이 퇴화하고 작아진다. 치료를 모두 마친 이후에도 적절한 재활이 이루어지지 않으면 작아진 근육은 저절로 커지지 않고 그 상태로 남아 있는 경우가 많다. 겉으로 볼 때에는 큰 차이가 느껴지지 않을 수 있으나 실제로는 사진처럼 근육의 크기가 1/3 이상 작아진다.

으로 돌아간다. 그러면 어쩔 수 없이 수술해 놓은 인대가 또 다시 끊어지고 마는 것이다.

"우선 재활 운동을 열심히 해서 원래 허벅지 굵기를 회복한 다음 축구를 시작해야 해요. 5개월이냐, 10개월이냐 숫자가 중요한 게 아닙니다. 얼마나 근육을 잘 키웠고 유연성을 확보했는지, 균형 감각은 충분히 회복했는지를 체크해야 합니다."

근육이 제대로 준비되지 않으면 재활 운동을 1년 이상 지속해야 할 수도 있다. 하지만 좋아하는 운동으로 관절을 망가뜨리고 싶지 않다면, 또 부상 없이 스포츠를 계속하고 싶다면 충분한 회복을 위한 근육 운동으로 관절을 준비시켜야 한다.

운동 시기와 방법은
꼭 정형외과 의사에게 물어봐라

진료실에 아픈 아내와 남편이 함께 들어오는 경우 부부의 대화 패턴은 대개 비슷하다.

"이 사람은 평소에 운동 부족이라 아픈 겁니다. 아무리 운동을 하라고 해도 절대 안 해요."

"저는 지금 아프니까 운동하면 안 되지 않나요?"

60대 부부는 누구 말이 맞는지 판단해 달라는 듯 나를 빤히 바라봤다. 솔로몬이라도 된 심정으로 두 분에게 판결을 내려 드렸다.

"두 분 다 맞는 말입니다. 그리고 동시에 틀린 말이기도 합니다. 운동 부족이 근본적인 원인이긴 하지만 지금 당장 아플 때는 쉬는 게 맞습니다. 치료하고 통증이 나아지면 운동을 시작하세요."

남편에게는 아플 때 운동해서는 안 된다고 설명 드리고, 부인에게는 운동을 하지 않으면 100% 재발하니 반드시 운동을 해야 한다고 설명했다. 두 분 모두 본인이 기대했던 답은 아니었지만 서로를 탓하며 비난하는 상황은 면했으니 어쨌든 해결된 셈이다.

중요한 것은 운동을 해야 하는지 하면 안 되는지의 문제가 아니다. 운동을 언제 하느냐가 관건이다. 아무리 좋은 운동이라도 시기에 따라 독이 될 수 있다. 기본적인 원칙은 다음과 같다.

첫째, 통증이 느껴진다면 일단 휴식을 취한다. 단, 휴식을 취할 때는 통증이 느껴지지 않는 자세를 유지해야 통증과 붓기가 줄어든다. 둘째, 통증이 줄었다면 관절의 운동 범위를 회복하기 위한 스트레칭을 시작한다. 정상적인 운동 범위를 완전히 회복할 때까지 지속한다. 셋째, 근력 운동을 통해 약해진 근육을 강화하고 전체적인 균형을 잡아 준다.

나는 설명을 마친 후, 반드시 한 번 더 질문을 한다. 여전히 본인하던 대로 하려는 분들이 많기 때문이다.

"다 이해하셨죠? 그래서 내일부터 어떤 운동을 하실 거예요?"

"많이 걸으면 되지요. 2시간씩 걸을 거예요."

역시나 예상대로다. 답답하지만 다시 설명을 시작한다.

"걷기 운동만이 아니라 근육 강화 운동도 같이 하기로 했잖아요."

"하하하, 맞네요. 알았어요. 둘 다 같이 할게요."

함께 온 보호자에게까지 다시 한 번 이해를 했는지 확인을 하고 난 다음에야 안심하고 환자를 배웅할 수 있다.

모두가 아는 **쉬운 운동이** **최고의 운동**이다

•
•
•

"관절에 좋은 음식이나 영양제는 없어요?"

진료실에서 늘, 그리고 가장 자주 듣는 질문이다. 사람들은 늘 쉬운 방법을 찾는다. 관절에 좋은 음식, 관절에 좋은 영양제, 관절에 좋은 약…. 그러나 사실 특별한 것은 없다. 사람들이 늘 먹거리에만 관심을 기울이는 이유는 그것이 가장 쉬운 방법이기 때문일 것이다. 특별한 노력 없이 그저 먹는 것만으로 내 몸이 건강해지고 관절이 튼튼해졌으면 좋겠다는 마음.

이 책을 통해 내가 이루고 싶은 가장 큰 바람 중 하나는 환자들이 관절에 좋은 음식에 대해 질문하는 것 대신 '관절에 좋은 운동은 무엇인가요?'라고 물어 보는 것이다.

지금부터 내가 여러분에게 알려 주려고 하는 운동은 특별한 것이 아니다. 영양제나 음식을 먹는 것만큼 너무나 쉽고 간단하다. 그래서 어쩌면 해도 그만, 안 해도 그만인 운동처럼 보일 수도 있다. 그러나 그 효과만큼은 장담한다. 진료실에서 만난 환자분들을 통해 늘 경험하기 때문이다.

퇴행성 관절염을 앓고 있는 72세 여성 환자에게도 연골주사를 처방한 뒤 이 운동법을 알려 주었다. 의자에 앉아서 다리를 편 상태로 5초간 힘을 주고 버텼다 내리기를 반복하는 운동이었는데, 환자는 너무나 쉽게 따라했다.

"너무 쉽네. 자 봐요, 잘하죠?"

"정말 쉽죠? 그런데 잘한다고 끝이 아니에요. 이 동작을 매일 적어도 100번 이상 해야 해요."

"매일 100번이나요?"

그렇다. 동작은 너무 쉽다. 누구나 할 수 있고, 지금 당장이라도 너무나 쉽게 따라할 수 있다. 하지만 근육을 키우려면 반복, 반복, 또 반복해야 한다. 어려운 것은 동작 자체가 아니라 실천이다. 운동을 몰라서 안 하는 사람은 없다. 진료실에서도 매일 듣는 이야기다.

"오늘도 운동 안 하고 그냥 오셨네요. 운동법을 까먹으셨나요?"

"아니요. 다 기억하고 있어요. 그런데 너무 간단해서 정말 도움이 되는지 의심스럽기도 하고, 또 별로 중요한 것 같지 않아서 자꾸만 안 하게 되더라고요."

앞서 말한 바와 같이 이 책에서 앞으로 소개할 운동 동작들은 모두 매우 간단하다. 간단한 만큼 각 동작을 정확하게, 또 꾸준히 하는 것이 중요하다. 더불어 각각의 운동이 얼마나, 왜 그토록 중요한지 최대한 자세하게 설명하려고 노력했다. 부디 운동법의 중요성과 효과를 잘 이해해서 모두가 실천하기를 바란다.

정형외과 의사의
급성 요통 회복기

정형외과 의사인 나도 얼마 전 갑작스런 요통에 고생한 적이 있다. 아마도 이 책을 쓰느라 바르지 못한 자세로 오랫동안 컴퓨터 앞에 앉아 있던 탓인 듯하다. 아침에 침대에서 일어나다 순간적으로 삐끗한 느낌이 들었는데, 너무 아파서 꼼짝도 할 수 없었다. 결국 그대로 침대에 누워 1장에서 소개한 태아 자세로 휴식을 취해야 했다. 평소에 이 책에서 소개하는 운동법을 실천하며 관리를 꾸준히 했음에도 갑자기 발생한 요통이 당황스러웠지만 내가 알고 있는 올바른 관리법으로 원칙대로 자기관리를 시작해 빠르게 회복할 수 있었다.

1단계 진통제 복용 후 편안한 자세로 하루 이틀 쉬기

가장 먼저 통증을 가라앉히기 위해 진통제를 복용해 통증을 다스렸다. 곧바로 옆으로 누워 허리를 구부린 태아 자세로 휴식을 취했다. 무릎 아래에 베개를 받쳐 자연스러운 허리 곡선을 유지한 상태로 누워 있기도 했다. 걸을 때는 허리를 꽉 잡아 주는 보조기를 차 허리를 보호했다. 이 시기는 통증이 매우 심하기 때문에 스트레칭을 하는 것도 불가능하다. 그저 약을 먹고 하루 이틀 쉬면서 통증이 가라앉기를 기다리는 것이 최선이다.

2단계 급성 통증이 줄어들면 스트레칭 시작

하루 이틀 쉬었더니 극심한 통증은 가라앉았다. 이제부터는 허리를 곧게 편 정상적인 자세로 돌아가기 위해 허리 스트레칭을 시작할 때다. 약한 단계부터 서서히 스트레칭 범위를 넓혀가는 것이 포인트로 자신의 상태에 따라 단계별로 스트레칭을 시작한다.

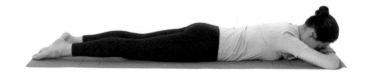

스트레칭 1단계 : 엎드린 상태에서 깊게 심호흡하며 자세를 유지한다.

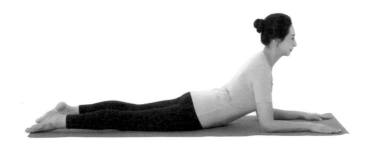

스트레칭 2단계 : 엎드린 자세가 편안한 상태가 되면 팔꿈치를 구부려 상체를 조심스레 들어올린다. 하체와 골반은 바닥에 붙인 채로 유지하는 것이 포인트.

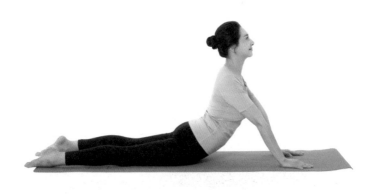

스트레칭 3단계 : 2단계까지 무리 없다면 팔을 완전히 펴서 상체를 들어 올린다. 이때도 하체와 골반은 바닥에 붙인 상태를 유지한다.

3단계 스트레칭, 걷기 운동, 근육 운동을 함께!

스트레칭 3단계까지 가능한 상태가 되면 허리를 펴 걷는 정도는 편안하게 할 수 있다. 지금까지 해왔던 스트레칭을 계속 진행하면서 바른 걸음걸이를 유지했다. 또 시간이 날 때마다 뒤에서 소개할 〈벽에 등 대고 바른 자세로 서 있기〉(p.178)와 〈천사 날개 운동〉(p.234)을 틈틈이 병행했더니 요통으로부터 완전히 회복되었다.

여기서 중요한 점이 한 가지 있다. 성급한 마음에 조금이라도 무리하면 다시 처음 상태로 돌아간다는 것이다. 게임을 해 본 사람이라면 쉽게 이해 할 수 있을 것이다. 열심히 해서 1단계를 통과하고 2단계, 3단계까지 가도, 순간의 실수로 캐릭터가 죽으면 모든 것이 리셋되어 1단계로 돌아가게 되는 것과 마찬가지다. 성급한 마음으로 내 몸이 나을 시간을 기다리지 못하면 그동안의 노력이 수포로 돌아갈 수 있다. 조금 나아진 것 같다고 성급하게 단계를 건너뛰지 말고 한 단계씩 서서히 몸을 회복시켜야 한다는 사실을 기억하자.

잘못 알려진
운동 이야기

☑ 스쿼트는 최고의 하체 운동이다?

건강한 사람이 제대로 배워서 하는 스쿼트는 최고의 하체 운동이 맞다. 그런데 스쿼트가 결코 쉬운 동작이 아니라는 것 또한 사실이다. 스쿼트를 할 때 전문가에게 배우지 않고 인터넷이나 TV 등을 통해 본 것을 대충 따라하다 보면 대부분 바르지 못한 자세로 하게 된다. 하지만 이렇게 잘못된 자세로 스쿼트를 계속하면 허리가 아파질수 있고 무릎 통증도 더 심해질 수 있다. 실제로 튼튼한 무릎을 만들기 위해 스쿼트를 시작했는데 오히려 무릎 통증이 심해져 병원을 찾는 분들이 종종 있다. 결국 나의 대답은 '스쿼트를 하려면 정확한 자세로 하라'는 것이다. 그렇지 않으면 통증만 더 심해진다.

☑ 다이어트에는 줄넘기가 좋다?

줄넘기뿐 아니라 최근에는 점핑 운동을 하다 무릎이 아파 병원을 찾는 분들이 늘어나고 있다. 젊을 때는 줄넘기든 점핑 운동이든 모두 상관없다. 그러나 허벅지 근육이 없는 상태, 혹은 나이가 많은 환자가 아무런 준비 없이 갑자기 줄넘기를 시작하면 무릎 통증이 백이면 백 발생한다. 근육이 없으니 무릎으로 모든 충격이 고스란히 전해지기 때문이다. 물론 줄넘기를 절대 하지 말라는 뜻은 아니다. 먼저 근육을 키운 다음 줄넘기든 점핑 운동이든 시작하라는 말이다.

지금 당장 살을 빼고 싶은데 무릎 통증으로 줄넘기를 할 수 없는 상황이라면 어떤 운동을 해야 할까? 우선, 무릎에 하중이 가지 않는 수영, 아쿠아로빅, 실내 자전거 등을 시작하는 것이 좋다. 이런 운동을 통해 어느 정도 체중을 감량하고(체중이 줄어든 것만으로도 무릎 통증은 감소한다.) 무릎 주변 근육도 단련했다면 그때 줄넘기를 시도하자.

☑ 가장 쉽고 효과적인 운동은 계단 오르기다?

최근 여러 매체를 통해서 가장 쉽게 할 수 있는 운동으로 소개되는 것 중 하나가 계단 오르기다. 그래서 그런지 계단 오르기를 하다 무릎 통증이 생겼다며 병원을 찾는 환자들이 꽤 늘었다. 계단 오르기는 하체 근육 운동 중에서 가장 쉽게 시작할 수 있는 운동이긴 하지만 평소 운동을 하지 않아 근육이 없는 사람이 첫 운동으로 선택

하기에는 너무 강도가 높다. 무릎 관절에 좋은 저강도의 근력 강화 운동부터 시작해서 어느 정도 근육을 만든 후에 계단 오르기를 해야 한다.

☑ 처음 운동하는 사람은 등산이 무난하다?

평소 운동을 전혀 하지 않는 사람들은 평지를 걸을 때 무릎에 가해지는 체중만으로도 부담을 느낀다. 그러니 오르막과 내리막이 반복되는 등산을 할 때 무릎 통증이 더욱 심해지는 것은 당연하다. 특히 내리막길을 내려올 때는 체중의 7~10배의 무게가 무릎에 가해지므로 근육이 약한 사람이 무턱대고 등산을 시작하면 당연히 무릎 통증이 심해진다. 그러므로 첫 운동으로 등산(특히 하산)이나 계단 내려오기를 하는 것은 무릎 건강에 결코 좋지 않다. 수영이나 자전거, 헬스, 스쿼트 등으로 근력을 키우고 나서 등산을 해도 늦지 않다.

☑ 108배가 무릎 관절을 튼튼하게 만든다?

매스컴에서 108배 운동이 건강에 좋다고 소개된 뒤, 방송의 말만 믿고 108배를 시작했다가 무릎이 아프다며 병원을 찾은 환자가 급증한 적이 있다. 무릎은 많이 구부릴수록 내부의 압력이 커진다. 108배를 하면 쭈그려 앉는 동작을 반복해야 하기 때문에 무릎에 엄청난 스트레스를 줄 수밖에 없다. 물론 108배를 할 때 다양한 근육을 많이 사용하는 것은 맞다. 그러나 더 좋은 다른 운동들이 있는데 굳이 연골에 과도한 스트레스를 주면서까지 그 운동법을 고수해야 할 이유는 전혀 없다. 근육 강화가 목적이라면 무릎에 부담을 주지 않는 다른 운동을 하는 편이 더 낫다. 다이어트가 목적일 때에도 마찬가지다. 108배가 아무리 뛰어난 체중 감소 효과가 있다고 해도 연골과 바꿀 만큼의 가치는 없다.

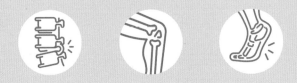

PART 3

무릎
관절
리모델링

무릎 관절을 지키는
3가지 **안전장치**

•
•
•

'나이가 들면 연골이 닳을 수밖에 없고, 결국 무릎 통증이 발생할 수밖에 없다. 대충 참고 살다가 견딜 수 없을 때 수술 받는 것이 유일한 해결책이다.'

무릎 통증에 대한 가장 큰 오해 중 하나다.

그래서 그런지 나이가 있는 환자들은 무릎이 아파도 웬만해서는 병원에 잘 오지 않는다. 병원에서 수술하라는 이야기를 들을까 겁이 나서다.

퇴행성 관절염은 무릎 연골이 여러 이유로 점점 닳아 없어지게 되면서 무릎이 붓고, 걸을 때마다 통증이 생기는 질병이다. 말 그대로 퇴행성이기 때문에 엑스레이를 찍어 보면 55세 이상 10명 중 8명, 75세 이상 거의 모든 사람에게서 퇴행성 소견이 발견된다. 하지만 관절염 증상은 연골이 닳아 무릎 관절이 좁아진 4명 중 1명에게

서만 나타난다. 이 말은 연골이 닳아 있는 4명 중 3명은 아무런 통증이나 불편 없이 살아간다는 의미다.

어떤 물건이든 오래 쓰면 닳고 헤진다. 연골이 닳는 것 역시 자연스러운 현상이다. 그러나 연골이 닳는다고 반드시 염증이나 통증이 생기는 것은 아니다. 그렇다면 왜 어떤 사람은 무릎 연골이 닳아도 아프지 않고, 잘 걷고, 잘 뛰고, 잘 사는 것일까?

4년 전 병원을 찾았던 65세의 여성 환자는 퇴행성 관절염으로 심한 통증에 시달리고 일상생활도 힘들었다. 그런데 4년이 지나 다시 병원을 찾았을 때 엑스레이를 찍어 보니 4년 전과 무릎의 상태는 동일했으나 통증은 사라졌다. 연골이 다시 재생된 걸까? 그렇지 않다. 한번 닳아 없어진 연골은 다시 재생되지 않는다. 환자의 무릎 통증이 사라진 이유는 허벅지 근육을 강화하는 수중 운동을 꾸준히 한 덕분이었다. 무릎 주변 근육을 강화했더니 무릎 연골에 가해졌던 부담이 줄어들어 통증도 사라진 것이다. 이와 같은 경우를 이해하기 위해서는 무릎 관절의 구조를 먼저 파악할 필요가 있다. 우리의 무릎 관절은 크게 3가지 안전장치를 가지고 있다.

첫째, 연골판이다. 무릎을 구성하는 3개의 커다란 뼈인 대퇴골, 경골, 그리고 슬개골은 각각 뼈 끝에 연골이 달려 있다. 그리고 이 연골들이 맞닿는 주변을 반월상연골판이라 불리는 말랑말랑한 연골판이 감싸고 있는데, 이들은 무릎에 가해지는 충격을 흡수하는 것은 물론 체중이 한 곳에 집중되지 않도록 분산시키는 역할을 한다.

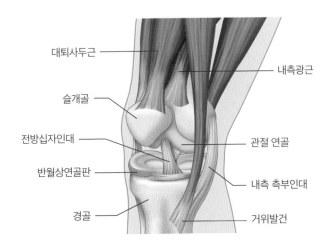

대퇴사두근

내측광근

슬개골

전방십자인대

관절 연골

반월상연골판

내측 측부인대

경골

거위발건

무릎 구조

무릎 관절을 보호하는 3가지 안전장치가 있다. 연골판, 인대, 근육이다. 이 각각의 안전장치는 무릎 관절이 받는 부담을 줄이고 충격을 완화하는 등 무릎이 건강하게 제 기능을 하도록 돕는다.

이 연골판이 찢어지거나 퇴행해 제 역할을 못하면 장기적으로 무릎 관절에도 퇴행성 변화가 빨리 찾아오게 된다.

둘째, 인대다. 무릎의 전방, 후방, 내측, 외측에 각각 붙어 있는 각각의 인대가 무릎의 움직임을 안정적으로 잡아 주는 역할을 한다. 이 4개의 인대는 매우 튼튼해서 일상생활 중에는 쉽게 손상되지 않는다. 대부분의 인대 부상은 운동 중에 발생한다. 종종 뉴스에서 유명한 스포츠 선수들이 무릎의 십자인대 손상을 입었다는 뉴스를 기억하면 이해하기 쉽다.

세 번째, 주변 근육이다. 무릎 관절 주변에 붙어 있는 근육은 구부리고 펴는 등 무릎 관절이 움직일 수 있도록 해 연골의 건강을 유지하도록 돕는다. 무릎에 가해지는 충격을 완화하는 역할도 한다. 무릎 주변 근육이 약하면 걷거나 계단을 오르는 등의 일상생활에서 가해지는 하중이 고스란히 무릎 관절에 전해진다. 자연히 무릎이 받는 부담은 커질 수밖에 없고 퇴행의 속도 또한 빨라질 수밖에 없다. 건강한 무릎 관절을 위한 운동 중 무릎 주변 근육을 강화하는 동작이 다수 포함되어 있는 이유도 이 때문이다.

앞서 소개한 연골판, 인대, 주변 근육과 같은 3가지 안전장치는 무릎이 건강하게 기능할 수 있도록 돕는다. 반대로 이 부위에 문제가 생기면 무릎에 통증이 생기고 이 상태가 지속되면 퇴행성 변화가 진행하기 시작한다.

자, 이제 어떻게 해야 무릎 관절을 리모델링할 수 있을지 이해가 될 것이다. 무릎의 연골 자체뿐 아니라, 반월상연골판, 인대, 무릎 주변 근육 모두 중요하다. 이 모든 것을 함께 관리하면 평생 무릎 통증 걱정 없이 살 수 있다.

깊게 구부릴수록
관절엔 독!

무릎뿐만 아니라 우리 몸 관절 속 연골은 과도한 압력을 반복적으로 받으면 점차 약해지고 벗겨지면서 염증과 통증을 일으킨다. 따라서 관절 리모델링을 위해서는 관절의 연골을 약하게 만들고 닳아 없어지게 만드는 동작을 파악해 이를 피해야 한다.

첫째, 무릎을 많이 구부리는 자세를 피한다. 바닥에 앉는 식당에서 식사를 한 뒤 일어설 때면 저절로 '아이쿠' 소리를 내며 무릎을 짚게 된다. 무릎은 깊게 구부릴수록 무릎 관절 안쪽의 압력도 높아진다. 그리고 이때 무릎 통증이 매우 빠르게 악화된다. 무릎 관절을 아끼고 싶다면 무릎을 깊게 구부리는 자세를 피해야 한다. 쪼그리고 앉아서 일하기, 바닥에 오래 앉아 있기, 무릎을 꿇는 큰절 등은 피하는 것이 좋다.

운동도 마찬가지다. 평소 무릎 관절에 문제가 있다면 무릎을 지나치게 굽히는 자세는 조심해야 한다. 무릎이 아프면 걷기나 뛰기보다 실내 자전거 타기를 권하는데, 이 경우에도 무릎 안장이 너무 낮아 페달을 밟을 때 무릎이 많이 구부러지면 무릎에 해가 될 수 있다. 너무 깊이 쪼그리고 앉는 스쿼트나 무릎을 꿇고 하는 요가 자세도 피하는 것이 좋다. 아무리 건강에 좋은 운동이라고 해도 잘못하면 오히려 무릎 건강을 해칠 수 있다. 어떤 운동을 하는지도 중요하지만, 어떻게 운동을 하는지가 더 중요한 이유다.

둘째, 과도한 무게가 무릎에 실리지 않도록 한다. 무릎에 통증을 느끼기 시작하면 가장 먼저 스스로의 체중을 점검해야 한다. 오랜 시간 반복적으로 과도한 무게가 무릎에 실리면 무릎 관절이 약해지고 연골이 벗겨진다. 무릎이 아픈 경우, 체중만 줄여도 한결 나아진다. 과체중이 아니더라도 무거운 물건을 들고 오래 서 있거나, 자주 계단을 오르내리는 경우, 하이힐을 자주 신는 사람 역시 무릎에 과도한 압력을 받아 연골의 퇴행성 변화가 더 빨라질 수 있다.

셋째, 갑자기 무리한 활동을 하지 않는다. 갑자기 무릎이 아프다고 병원을 찾는 환자들에게 가장 먼저 묻는 질문이 있다.

"요새 무리한 일이 있으세요?"

대부분 주말 농장에 가서 일을 했다거나, 친목 운동회에 참석해 경기에 참여했거나, 백두대간 종주 등 무리한 산행을 했거나, 며칠 손주를 봐주게 되어 앉았다 일어서기를 반복했다는 대답을 전하곤 한다. 평소 운동을 하지 않아 허벅지 근육이 약한 사람은 하루 이틀

만 무리해도 당장 무릎이 아플 수 있으니 반드시 주의해야 한다.

넷째, 선천성 '운동 싫어증'에서 벗어나야 한다.

"아무리 생각해도 특별히 무릎에 무리가 갈 만한 일은 없었어요."

이런 대답을 내놓는 환자도 많다. 이런 환자의 경우에는 오히려 아무것도 하지 않은 게 무릎 관절에 독이 되었을 수 있다. 평소 운동이라고는 전혀 하지 않는 사람들은 무릎 주변 근육이 약해서 관절에 많은 스트레스가 주어진다. 즉, 무릎에 특별히 나쁜 자세나 행동을 하지 않아도 무릎 관절에 문제가 생길 수 있다는 뜻이다.

튼튼한 허벅지가
무릎 관절을 **지킨다**

무릎 관절 리모델링에서 가장 중요한 것은 무릎 주변 근육의 근력을 키우는 것이다. 튼튼한 근육은 관절이 받는 충격을 덜어주고 관절을 보호한다. 무릎 주변 근육을 키우는 것만으로도 관절염으로 인한 불편함을 자연스레 없앨 수 있다. 반면 관절염이 생기면 근육에 힘이 들어가지 않아 근육이 약해지고 무릎이 더 굽어 관절염이 심해지는 악순환에 빠지게 된다.

흔히 무릎 관절염에는 걷기 운동이 가장 좋다고 생각하는데 이는 환자들이 갖고 있는 가장 큰 오해 중 하나다. 근력 운동과 걷기 운동을 함께 병행하는 것은 좋지만 근력 운동 없이 오직 걷기만 하는 것은 좋지 않다. 허벅지 근육이 좋지 않은 상태에서 무리하게 걷기 운동만을 고집하면 오히려 연골이나 다른 근육들이 스트레스를 받기 때문이다. 이미 허벅지 근육이 튼튼한 사람은 꾸준한 걷기 운동이 관절 건강에 도움이 되지만, 근육이 없는 사람은 근육을 먼저 키우거나 근육 운동과 걷기를 병행해야 한다.

뒤에서 소개하는 근육 운동을 열심히 하다 보면 허벅지 근육을 단련할 수 있고 허벅지 두께 또한 점차 두꺼워진다. 슬개골 윗부분을 기준으로 손가락 2개 정도 위쪽 허벅지 둘레를 쟀을 때 남자는 42~46cm, 여자는 36~40cm라면 무릎 관절을 지키기에 충분하다. 양쪽 허벅지의 두께가 동일한지도 중요한데 허벅지 두께가 4cm 이상 차이가 나면 얇은 허벅지쪽 무릎에 통증이 나타날 수 있다. 검사를 받아 봐도 모두 정상인데 한쪽 무릎에서만 은근한 통증이 느껴진다는 환자들 중에는 양쪽 허벅지 굵기가 차이나는 경우가 많다. 그러니 잠시 책을 덮고 꼭 한 번 자신의 허벅지 굵기를 재보기를 권한다.

한쪽 허벅지만 가늘어지는 이유는 매우 다양한데, 과거 무릎 수술을 받았던 경우, 혹은 발목을 다쳐 깁스를 하고 목발을 짚었던 경험, 무릎 인대 손상으로 보조기를 오랫동안 착용한 경우 등 본인은 이미 잊을 정도로 오래 전의 경험일지라도 한쪽 다리를 장기간 사용하지 않아 작아진 근육이 성인이 된 뒤에도 그 상태 그대로 남아 있는 경우가 많다. 허벅지 근육이 기준에 미치지 못하거나 양쪽 허벅지의 균형이 맞지 않다면 우선 허벅지 근육부터 챙기고 걷기 운동을 병행하자.

무릎과 관련된 가장 중요한 근육은 대퇴사두근이지만 4개의 대퇴사두근 중에서도 안쪽에 있는 내측광근이야말로 가장 중요하다 할 수 있다. 내측광근이 약해지면 무릎 앞쪽에 있는 슬개골이 바깥쪽으로 쉽게 밀린다. 자연스레 무릎 관절에 과한 압력이 가해지며, 체중으로 인한 압박으로부터 연골을 보호하지 못한다. 결국 무릎 앞쪽에 통증이 생기며 전방통증 증후군이라 불리는 질환을 얻게 된다. 이를 방지하고 내측광근을 강화하기 위해서는 다리를 곧게 쭉 펴는 운동과 스쿼트를 꾸준히 하는 것이 좋다.

평소 운동을 전혀 하지 않지만 여전히 자신의 허벅지 근육은 튼튼하다고 얘기하는 이들도 있다. 하지만 이들 역시 20대 중반이나 30대부터는 근육 부족으로 인한 증상과 통증이 하나 둘 생긴다. 아직 무릎 관절에 통증이 없을지라도 미리미리 근육 운동을 시작해야 하는 이유다.

무릎
관절 질환

전방통증 증후군(연골연화증)

특별히 외상을 입지 않았는데도 무릎에 통증이 느껴지면 많은 사람들이 관절염이라고 생각한다. 그러나 무릎 통증을 일으키는 가장 흔한 원인은 전방통증 증후군이다. 전방통증 증후군의 대표적인 증상은 무릎 앞쪽에 통증이 나타나는 것으로, 연골연화증이라고도 불리며 무릎 연골이 약해져 말랑말랑해진 상태를 말한다. 이 상태에서 적절한 관리를 하지 않고 그대로 방치하면 무릎 연골이 닳기 시작하고 결국 퇴행성 관절염 단계로 접어들게 된다.

연골이 이미 닳아버린 퇴행성 관절염 단계에서는 연골이 다시 회복될 수 없지만, 연골이 물렁해진 것에 그친 전방통증 증후군 단계에서는 관리를 통해 연골을 다시 정상 상태로 회복할 수 있다. 그러니 무릎이 아프면 무조건 '관절염이구나', '나이가 들어서 그런가 보다'라고 오판해 방치하지 말고 병원에 가 보자. 건강한 무릎으로 다시 회복할 수 있는 기회를 지레짐작으로 날려 버려서는 안 된다.

전방통증 증후군이 맞다면 치료는 걱정할 것 없다. 아주 간단하다. 소염제를 먹고 물리치료를 받으며 염증과 통증을 가라앉히면 된다. 실제로 이 두 가지 처방만으로 환자의 90% 이상이 회복한다.

더욱 중요한 것은 통증이 사라진 이후다. 전방통증 증후군은 허벅지 앞쪽 근육인 대퇴사두근과 밀접한 연관이 있다. 무릎을 구부렸다 펼 때마다 슬개골과 대퇴골이 맞닿아 움직이는데, 이때 이들 뼈 사이의 압력이 굉장히 커진다. 대퇴사두근이 약한 사람은 그 압력이 더욱 커지고 서 있거나 걷고 뛸 때 체중으로 인해 생기는 스트레스를 막아주지도 못한다. 무거운 물통을 옮길 때 근육이 튼튼한 사람은 바닥에 충격이 가지 않게 살짝 내려놓을 수 있지만, 근육이 없는 사람은 '쿵' 하고 내려놓을 수밖에 없는 것과 같은 이치다. 계단을 내려가거나 내리막길을 걸을 때 역시 마찬가지다. 무릎을 쪼그려 앉는 자세나, 양반다리, 한쪽 다리를 꼬아 앉을 때에도 압력이 올라간다. 결국 전방통증 증후군은 나이에 상관없이 허벅지 근육이 약한 이들에게 많이 발생한다 해도 과언이 아닌 셈이다. 실제로 노년층은 물론이고 청소년이나 젊은 연령대에서 자주 발생하고, 남성보다 여성에게 더 흔하게 나타난다. 이것은 운동으로 허벅지 근육을 튼튼하게 만든다면 누구나 전방통증 증후군을 예방할 수 있고 더 나아가서는 약해진 연골을 회복할 수 있다는 뜻이기도 하다.

퇴행성 골관절염

"다른 병원에서는 무조건 수술을 받으라고 해요. 정말 제 무릎이 수술을 받아야 할 정도인가요?"

필자를 찾아오는 환자들 중에는 다른 병원에서 수술을 해야 한다는 이야기를 듣고 낙담한 채 걱정 가득한 얼굴로 내원하는 이들이 많다. 그중에는 지금 당장 무릎 연골 상태가 나쁘지는 않지만 관절염이 심해질 수 있으니 예방 차원에서 수술을 받는 게 낫다는 소리를 들은 경우도 있다.

앞에서도 지적한 바와 같이 많은 사람들이 퇴행성 관절염은 연골이 닳아 생긴 병이므로 회복이 불가능하며, 그러니 결국 주사 등의 치료로 버티다 수술을 받는 것이 유일한 해결책이라 생각한다. 하지만 이는 결코 사실이 아니다. 무엇보다 통증과 관련해서는 더욱 그렇다. 이는 관절의 퇴행 정도와 통증, 관절염의 정도가 항상 일치하는 것은 아니기 때문이다. 쉽게 말해 엑스레이 상에서는 퇴행성 변화 2기나 3기에 해당하는 정도인데 통증이나 염증이 없는 경우도 있다. 그런 사람들은 대개 허벅지 앞쪽 근육인 대퇴사두근이 매우 발달해 있다. 앞서 설명한 전방통증 증후군과 같이 튼튼한 허벅지 근육이 무릎 관절에 가해지는 부담을 줄여 주기 때문에 관절염으로 인한 통증과 불편함이 잘 나타나지 않는 것이다.

지금 당장 무릎이 너무 아프더라도 엑스레이와 MRI 등을 통한 검사 결과 연골 상태가 그렇게 나쁘지 않다면, 지금 이러한 상태를 만

TIP **허벅지 근력 자가진단법 : 한 발 서기**

자신의 허벅지 근력이 어느 정도인지 확인할 수 있는 운동법이 있어 소개한다. 매우 간단하지만 현재 자신의 상태를 정확하게 파악할 수 있는 방법이니 시도해 보자.

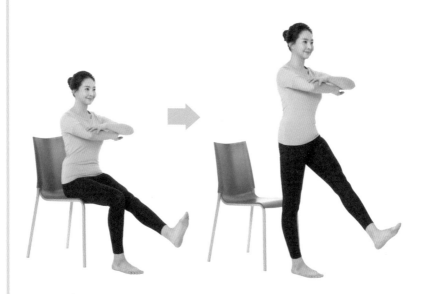

1. 의자 앞에 걸터앉아 양손을 가슴 앞에서 포갠 뒤 한 발을 앞으로 쭉 편다.

2. 바닥을 딛고 있는 한쪽 다리의 힘으로 자리에서 일어난다. 다리를 번갈아 교체해 각 10회씩 진행한다.

> **1~4회 성공** : 허벅지 근육 매우 부족
> **5~9회 성공** : 허벅지 근육 관리 필요
> **10회 이상 성공** : 허벅지 근육 상태 양호

든 자극(과체중, 생활 습관, 심한 노동 등)을 줄이고 염증치료를 잘 받는 것으로 통증을 해결할 수 있다. 그리고 걷기 운동과 근육 운동을 병행하면서 잘 관리해 나가면 평생 무릎 걱정 없이 살 수 있다.

단순히 통증이 있으니 바로 수술부터 하자는 병원이 있다면 다시 한 번 생각해 봐야 한다. 물론, 어느 정도의 치료와 생활 습관 교정에도 불구하고 통증이 지속되고 그로 인해 삶의 질이 떨어질 정도로 생활에 제약이 계속된다면, 그때는 본인 상태에 맞는 수술을 고려할 수 있다.

무릎이 아프면 그때부터 무조건 운동을 해야 한다고 무리하게 걷거나 등산을 시작하는 사람들도 있다. 아플 때는 우선 치료가 먼저다. 치료를 잘 받고 통증이 사라지면 그때부터 운동을 하는 것이 맞다. 연골이 약해진 상태에서 갑자기 하지 않던 걷기나 등산을 무리하게 하면 뼈와 뼈가 마찰하면서 연골이 더 찢어지고 염증이 생겨 통증을 느끼고 심한 경우 무릎에 물이 찰 수도 있다.

무릎 관절염이 걱정이라면 우선 허벅지 근력부터 확인해 보자. 근육이 많이 부족한데도 급한 마음에 등산이나 달리기 등 고강도 운동을 하면 오히려 무릎 관절에 치명적이다. 뒤에 소개하는 무릎 관절 리모델링 운동부터 시작해 차근차근 근육량을 늘려야 한다.

힘줄염 : 대퇴사두건염, 거위발건염, 슬개건염, 장경인대 증후군

오래 앉아 있다가 일어난 직후에는 다리가 한 번에 펴지지 않고 뻣뻣하다. 그런데 조금 걷다 보면 어느새 뻣뻣한 느낌은 사라지고 걸을 만하다. 그러다 조금 시간이 지나면 다시 무릎 뒤가 당기고, 종아리까지 화끈거린다. 연골이 닳아 퇴행성 관절염이 시작된 걸까? 그렇지 않다. 힘줄(腱 건)에 염증이 생겼을 때 이러한 증상이 나타난다. 다행인 것은 약과 물리치료로 매우 잘 낫는다는 점이다.

무릎에는 여러 개의 근육과 힘줄이 있지만, 무릎 통증과 관계 있는 힘줄은 4가지다. 슬개골 위쪽의 대퇴사두건, 아래쪽의 슬개건, 무릎 내측 아래에서 시작해서 무릎 뒤로 넘어가는 거위발건, 골반장골에서 무릎 바깥쪽을 지나 경골로 이어지는 다리 외측부의 장경인대다. 슬개골에 붙어 있는 힘줄은 계단을 많이 오르내리거나, 배구나 농구와 같이 점프를 많이 해야 할 때 염증이 잘 생기고, 거위발건은 무릎을 쪼그리고 오랫동안 앉아 있거나 너무 오래 걸었을 때 염증이 생기기 쉽다. 장경인대는 마라톤을 하거나 장거리로 자전거를 탄 후 염증이 발생하는 경우가 많다.

건염은 대부분 과다 사용으로 생긴다. 일단 쉬어야 낫는다는 뜻이다. 통증이 있을 때 근육 강화나 스트레칭은 해도 되지만 걷기 등의 운동은 당분간 최소로 줄여야 한다. 그런데 대부분의 환자들이 무릎에 통증을 느끼면 운동이 부족한 탓이라 생각하고 갑자기 걷기 운동을 열심히 한다. 하지만 건염은 걸으면 걸을수록 염증이 더 악화돼 통증이 더욱 심해진다. 무릎 통증의 원인이 무엇인지 정확하게 진단을 받고 운동 방법을 결정해야 한다. 건염 환자에게 걷기는 최악의 운동이다.

　물론 다리 근육이 튼튼하다면 인대에 염증이 생길 확률은 매우 적다. 건염의 대부분은 다리 근육이 약해진 상태에서 무리하게 반복적인 스트레스가 가해질 때 생기기 때문이다. 따라서 건염의 재발을 막고 싶다면 평소 다리 근력 강화 운동을 하는 것이 최선이다.

반월상연골판 파열

　40대 후반의 한 여성이 6개월 전부터 무릎이 아프기 시작했다며 찾아왔다. 엑스레이 사진으로는 이상이 발견되지 않아 MRI 촬영까지 진행하니 내측 반월상연골판에 퇴행성 파열이 보였다. 퇴행성 손상의 경우 증상이 심하지 않으면 당장 수술을 고려하지 않는다. 이 경우, 소염제와 물리치료를 진행하면서 경과를 지켜보면 90% 이상 통증이 사라진다. 환자에게도 약을 먹고 물리치료를 받으면서 평소 활동을 좀 줄이라는 처방을 내렸다. 그리고 2주 후에 경과를 보자고 했다.

　반월상연골판 파열은 온라인이나 매스컴에서 많이 다루기 때문에 많은 이들이 수술이 반드시 필요한 병으로 잘못 알고 있다. 그러나 대부분 수술 없이 약과 물리치료만으로 상태가 좋아질 수 있고, 또 관리만 잘하면 파열된 상태로 평생 잘 살 수 있다. 물론 외부 충격으로 급성 파열이 일어나거나 무릎이 펴지지 않을 정도의 심각한 상황에서는 수술이 필요하지만 중년 이후 특별한 외상 없이 발견되는 퇴행성 반월상연골판 파열은 당장 수술이 필요한 경우가 극히 드물다.

반월상연골판은 운동이나 순간적인 방향 전환, 급정지, 미끄러짐 등에 의해 파열될 수 있고, 특별한 일 없이 시간이 지남에 따라 퇴행성으로 조금씩 손상되기도 한다. 특히 퇴행성 변화로 연골판이 약해진 상태라면 가벼운 충격으로도 쉽게 찢어진다. 실제로 최근에는 50세 이상 일반인의 약 1/3에서 퇴행성 반월상연골판 파열이 우연히 발견될 수 있다는 연구 결과도 발표되었다. 우연히 발견된다는 말은 아무런 증상이 없어서 파열된지 모르고 지내다가 퇴행성 관절염이나 전방통증 증후군과 같은 무릎 통증으로 병원을 방문해 영상 촬영을 했을 때 연골판의 파열을 발견하는 경우를 말한다. 이 역시 통증이나 증상이 없다면 크게 문제될 것은 없다.

회복을 위해서는 무엇보다 허벅지 근육 강화 운동이 중요하다. 아프다고 겁을 먹어 발끝조차 조심스럽게 디디며 다리 운동을 전혀 하지 않으면 통증이 줄어들기는커녕 오히려 악화될 수 있다. 더군다나 무릎이 구부정하게 굳어 버려서 치료가 더 어려워진다. 당장 통증이 있는 경우에는 서 있거나 걷는 시간을 줄이되, 의자에 앉아서 할 수 있는 허벅지 강화 운동을 해야 한다. 특히 뒤에 소개되는 무릎을 곧게 펴는 운동을 자주 하는 것이 중요하다. 앞에서 소개한 40대 여성 환자는 처방을 받은 뒤 필자의 진단과 조언을 잘 따라 주었고 2주 뒤 다시 병원을 찾았을 때는 통증이 거의 사라졌음을 확인할 수 있었다.

무릎 인대의 손상 및 파열

무릎 관절이 앞, 뒤뿐만 아니라 옆이나 뒤쪽 방향까지 마음대로 구부러진다면 어떻게 될까? 운동은커녕 걷는 것조차 불가능할 것이다. 앞서 소개한 무릎 관절 주변 4개의 주요 인대(전방십자인대, 후방십자인대, 내측인대, 외측인대)는 무릎이 양 옆으로 흔들리거나 앞이나 뒤로 밀리는 것을 막아 주는 역할을 한다. 인대가 관절의 안정성에 관여한다고 할 수 있다.

스포츠 선수들이 무릎 인대 손상을 입었다는 뉴스가 낯설지 않은 것과는 달리, 우리의 인대는 매우 튼튼하고 질기다. 그래서 일상적인 움직임으로는 손상되거나 파열되지 않는다. 인대가 끊어지고 찢어질 정도라면 격렬한 스포츠 경기에서의 부상과 같이 매우 큰 자극이나 충격이 가해져야 한다.

인대 파열은 퇴행성으로 서서히 진행되는 것이 아니기 때문에 파열된 순간, '뚝' 하는 소리가 나거나 붓기가 심하게 나타난다. 때문에 스스로 무언가 잘못되었다는 것을 느낄 수 있다. 또한 파열의 정도에 따라 1도, 2도, 3도 손상으로 나누는데, 흔히 우리가 '살짝 삐끗했다'고 느끼는 정도는 1도 손상에 속하며 통증이 심하지 않고, 하루 이틀 아프다가 좋아지기도 한다. 인대 파열에 의한 불안정 증상도 거의 없다. 이런 경우에는 근육이 약해지지 않도록 꾸준히 재활 운동을 하고 기다리면 일상에 큰 불편함 없이 극복할 수 있다.

물론 인대에도 퇴행성 변화가 발생한다. 관절경 수술(*관절에 1cm

미만의 작은 구멍을 내고 작은 카메라와 수술용 기구를 삽입해 관절 안을 살펴 보며 수술하는 방법)을 하다 보면 인대의 기능에는 전혀 문제가 없지만, 젊을 때와는 다르게 인대가 튼튼해 보이지 않고 표면이 너풀너풀한 경우가 자주 보인다. 하지만 인대가 안정적으로 무릎의 움직임을 잡아주는 데에 전혀 이상이 없다면 이 상태에서도 특별한 치료가 필요하지는 않다.

무릎 인대 파열은 대개 갑작스런 사고에 의해 발생하기 때문에 예방이 어렵다. 하지만 평소 무릎 주변 근육이 튼튼하다면 운동 중에, 또는 넘어지면서 다리를 삐끗할 때 무릎이 과도하게 넘어가지 않도록 잡아줄 수 있어 인대 손상을 막을 수 있다. 이를 위해 운동선수들도 꾸준한 재활 운동을 하는 것이다. 스포츠를 즐기는 일반인들도 평소 근육 강화 운동이나 유연성 운동 등을 꾸준히 한다면 과도한 인대 손상을 예방할 수 있다.

나의 상태에 꼭 맞는 운동법은 무엇일까?

	근육 강화 운동	스트 레칭	걷기	주의점
전방통증 증후군	O	O	△	대부분 허벅지 근육이 약해져 생기는 문제이므로 근육 강화 운동을 시작하는 것이 우선!
퇴행성 골관절염	O	O	O	관절염이 생겼다고 해서 관절을 아껴 사용해서는 안 된다. 오히려 적절한 운동을 하는 것이 관절에 더 좋다. 무조건 걷기 운동만 하지 말고 근육 강화 운동을 함께 병행할 것!
힘줄염 (건염)	O	O	X	너무 오랜 시간 걷기 운동을 하는 경우 오히려 거위발건염과 장경인대증후군의 원인이 될 수 있다. 회복을 위해서는 우선 휴식이 중요하다. 통증이 완전히 사라진 이후, 걷기 운동과 근육 강화 운동을 병행한다.
반월상 연골판 파열	O	△	△	근육 강화와 스트레칭이 연골판 회복에 직접적인 효과가 있지는 않지만 치료를 받으며 적절한 수준의 근력 운동과 스트레칭을 함께 실시하면 치료 효과를 높일 수 있다.
인대 손상	O	X	△	스트레칭이 인대에 스트레스를 주는 행위이므로 가급적 NO! 근육이 약해지지 않도록 꾸준히 근력 운동을 하며 발병 3개월 후부터 가벼운 스트레칭을 시작한다.

무릎에서
소리가 난다면?!

무릎에서 소리가 난다며 병원을 찾는 사람들이 정말 많다. 그 소리 또한 다양하다. '뿌드득', '딱딱딱', '사각사각'…. 이처럼 다양한 소리가 나는 이유는 무릎 상태에 따라 자극 받는 부위와 양상이 다르기 때문이다. 물론 무릎에서 소리가 난다고 해서 모두 관절에 문제가 발생한 것은 아니다. 어떤 소리는 정상이지만 어떤 소리는 주의가 필요하다. 무릎에서 소리가 난다고 너무 예민하게 걱정할 필요도 없지만, 반면에 지금 당장 통증이 없다고 무릎이 보내는 경고를 무시하면 더 큰 질환으로 진행될 수도 있다. 만약 자신의 무릎에서 소리가 난다면 무릎에서 나는 소리의 종류를 잘 살피고 현재 자신의 무릎 상태는 어떤지 점검하는 시간을 가져 보자.

☑ 딱딱딱

무릎을 구부렸다 펼 때 아무런 통증 없이 '딱' 하는 소리가 날 때가 있다. 무릎에 아무런 이상이 없을 때에도 이런 소리가 날 수 있다. 손가락을 구부려 '뚜둑' 소리를 내는 것과 비슷한 원리로 무릎 관절이 움직이면서 발생한 압력 변화로 발생하는 소리이므로 걱정할 필요는 없다. 하지만 이런 소리가 일주일 이상 지속되면서 통증이 동반된다면 이야기는 달라진다. 이때는 무릎 연골 손상을 의심해 볼 수 있으므로 반드시 진료를 받아야 한다.

☑ 뚜두둑~ 뚜두둑~

이 소리는 무릎 연골이 닳아서 나는 소리로, 대개 이미 표면이 닳아 울퉁불퉁해진 연골이 서로 마찰할 때 발생한다. 이러한 소리와 더불어 통증이 동반된다면 지금 당장 현재의 연골 상태가 어떤지 병원에 가서 검사를 받는 것이 최우선이다. 만약 통증이 심하지 않고 일상생활에 크게 지장이 없다면 무릎 주변의 근육 강화 운동과 적절한 걷기 운동 등을 실시한다.

☑ 사각사각, 뿌지직 뿌지직

움직일 때마다 옆 사람에게 들릴 정도로 크게 마치 찢어진 비닐을 구겨서 비비는 소리가 나는 사람도 있다. 무릎에서 이런 소리가 난다면 안타깝게도 무릎 연골이 거의 다 닳은 관절염 4기에 돌입했다 보아도 무방하다. 이 정도 수준이라면 소리만 나는 게 아니라 무릎에 물도 차고 조금만 걸어도 열이 나고 쑤시며, 심하면 O자형 다리로 변형이 오기도 한다.

관절염 이전 단계인 전방통증 증후군 단계에서도 비닐 소리가 난다고 말하는 환자들이 꽤 있는데, 이 경우 대부분 진짜 소리가 나기보다는 매끈한 비닐 표면을 손가락으로 밀 때 나는 '뽀드득' 하는 느낌에 그치는 경우가 많다. 두 가지 경우 모두 병원에 가 적절한 진단과 처방을 받는 것이 최선이니 하루 빨리 병원을 방문하도록 한다.

무릎
관절 리모델링

	통증이 있을 때
의자에 앉아서 다리 쭉 펴기	NO
앉아서 오금으로 계란 깨기	OK
누워서 한 다리 들어올리기	OK
옆으로 누워 다리 들어올리기	OK
투명 의자 앉기(스쿼트)	NO

의자에 앉아서 다리 쭉 펴기

허벅지 앞쪽 근육인 대퇴사두근을 강화할 수 있는 가장 쉬운 운동으로, 무릎 통증을 호소하는 환자에게 가장 먼저 권하는 운동이기도 하다. 하루에 100번씩 실시하라고 이야기하곤 하는데, 100이라는 숫자를 들은 환자들은 "그렇게 많이 해야 하나요?"라며 깜짝 놀라곤 한다. 하지만 실제로 해 보면 전혀 어렵지 않다. 무릎을 곧게 펴고 5초 버텼다 1초 쉬는 동작을 반복하면 600초, 딱 10분이다. 만약 100이라는 숫자가 부담스럽다면 처음부터 한 번에 끝내려 하지 말고 시간이 날 때마다 나눠 하는 것도 가능하다.

무엇보다 중요한 것은 '정확히' 그리고 '정성껏' 다리를 펴는 것이다. 횟수를 채우기 위해 대충 빨리 다리를 올렸다 내리면 이는 안 하니만 못하다. 무릎 관절은 정성을 들인 만큼 좋아진다.

이 운동의 가장 큰 장점은 시간이나 장소에 크게 구애받지 않는다는 것이다. TV를 보면서, 사무실에 앉아서, 혹은 걷기 운동을 하다 잠시 벤치에 앉아 다리만 들어올리면 된다. 특히 고령자일수록 다리를 들어올리는 힘이 약해져 넘어질 위험이 늘어난다. 다리를 끝까지 들어올렸을 때 발목을 몸 쪽으로 당기면 정강이 힘도 함께 기를 수 있어 낙상 위험도 줄일 수 있다.

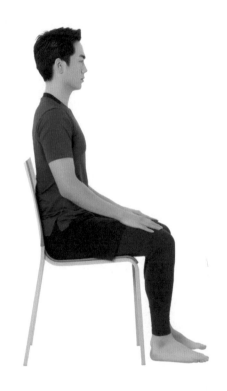

1.

허리를 곧게 펴 의자에 바르게 앉은 뒤 양손은 허벅지 위에 편안히 올려놓는다.

Point

- ⊘ 무릎은 최대한 쭉 편다.
- ⊘ 발목을 몸쪽으로 당기면 더욱 효과적!

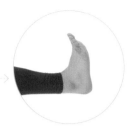

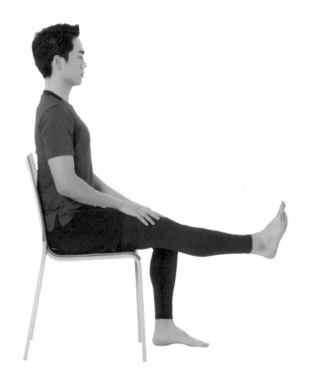

2.

한쪽 다리를 무릎 높이까지 들어올린 뒤 무릎을 곧게 편다. 허벅지 앞쪽에 단단히 힘이 들어간 것을 느끼며 5초간 유지한 후 다리를 내려 1초간 휴식한다. 좌우 각 100번씩 반복한다.

앉아서 오금으로 계란 깨기

처음 이 운동을 시도하는 환자들은 쉽게 계란을 깰 수 있을 것이라 생각하지만 사실 성공하는 이는 거의 없다. 무릎 통증을 호소하는 이들은 서 있을 때도 무릎이 구부정하게 굽어 있다. 무릎이 아파 온전히 펴지 못하고 이를 방치해 굽은 무릎을 곧게 펴는 것이 점점 어려워지기 때문이다. 특히 이 운동은 서 있기 힘든 고령의 환자들도 쉽게 할 수 있는 무릎 관절 운동이니 꼭 실천하도록 하자.

사실 이 운동을 처음 시도하는 이들 중에는 무릎으로 바닥을 누르라는 요구 자체를 이해하지 못하는 경우가 많다. 무릎을 펴는 느낌을 잊어버렸기 때문이다. 그래서 오금 아래 계란을 놓은 뒤 무릎으로 눌러 실제 느낌을 경험해 보는 것도 좋은 방법이다. 비닐봉지 안에 계란을 넣어 진행하면 계란이 깨져도 문제없으니 실천해 보자.

계란을 대체할 수 있는 훌륭한 도구는 누르면 소리가 나는 작은 고무공이다. 또는 수건을 말아 오금 아래에 두는 것도 좋다. 무엇이 되었든 무릎을 쭉 펴 바닥을 누르다 보면 자연스레 대퇴사두근의 근력이 강화되고 무릎이 펴지는 효과를 얻을 수 있다. 요령을 파악했다면 수건이나 계란 같은 도구 없이도 할 수 있다.

1.

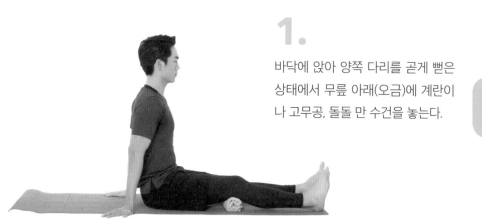

바닥에 앉아 양쪽 다리를 곧게 뻗은 상태에서 무릎 아래(오금)에 계란이나 고무공, 돌돌 만 수건을 놓는다.

운동법

Point
- ⊘ 무릎은 최대한 쭉 편다.
- ⊘ 오금으로 바닥을 힘껏 누를 것!

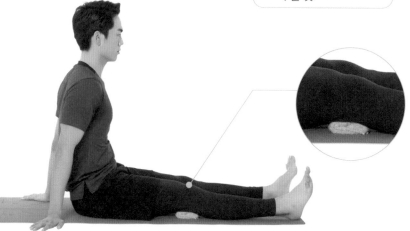

2.

무릎을 힘껏 펴 바닥을 누른다. 5초간 유지한 후 다리에 힘을 빼 1~2초간 휴식한다. 좌우 각 10~15회, 3세트 반복한다.

누워서 한 다리 들어올리기

하루 종일 바쁜 일상에 치여 도저히 운동을 할 시간이 나지 않는다면 자기 전 누워서 이 운동을 하는 것만으로도 하체 근력을 유지할 수 있다. 걷기 힘들거나 나이가 많은 환자 누구나 쉽게 할 수 있는 운동이기도 하니, 이 운동조차 할 시간이 없고 힘들다고 하는 이가 있다면 그것은 핑계에 불과하다.

운동법은 매우 간단하다. 바르게 누워 무릎을 편 채로 한쪽 다리를 올렸다 내리는 것을 반복하면 된다. 단순해 보이는 동작이지만 무릎을 펴기 위한 대퇴사두근은 물론, 다리 전체를 들어올리기 위한 고관절 굴곡근인 장요근에도 힘이 있어야 가능하므로 근력 강화에 매우 효과적인 운동이다. 장요근은 대퇴사두근만큼이나 걷는 데 중요한 역할을 하는 근육이므로 평생 두 발로 걷고 싶다면 이 운동을 열심히 해야 한다.

다리를 너무 빠르게 올렸다 내리는 방식으로는 근육을 제대로 자극하기 힘들다. 또 자칫 잘못하면 허리 통증을 유발할 수도 있다. 어떤 동작이든 꼼꼼히, 그리고 정성껏 실시하는 것이 중요하다. 만약 다리를 어느 정도 높이까지 올려야 하는지 애매하다면 한쪽 다리는 무릎을 구부려 세운 뒤 반대쪽 다리를 무릎 높이만큼 뻗어 들어올리면 된다.

1.

편안하게 바닥에 누워 한쪽 다리는
접고 한쪽 다리는 곧게 뻗는다.

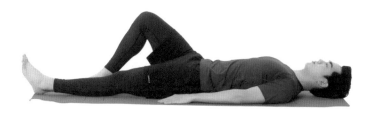

Point

- ⊘ 무릎은 최대한 쭉 편다.
- ⊘ 엉덩이와 허리를 바닥에 붙인 상태를
  유지해야 허리 통증을 예방할 수 있다.

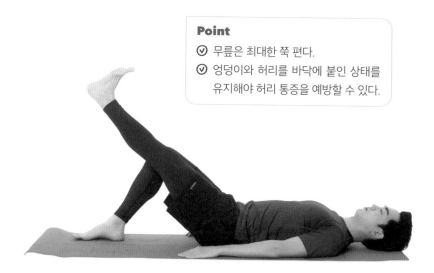

2.

곧게 뻗은 다리를 반대쪽 무릎 높이까지 들어올린다. 들어올
린 다리의 허벅지 앞쪽 근육에 단단하게 힘이 들어간 것을 느
끼며 5초간 유지한 후 다리를 내려 1~2초간 휴식한다. 좌우 각
10~15회, 3세트 반복한다.

옆으로 누워 다리 들어올리기

자칫 무릎 관절과는 상관없는 동작으로 보일 수 있으나, 사실 바르게 잘 걷기 위해서는 무릎 관절만큼이나 골반의 외전근 역시 중요하다. 외전근은 다리를 옆으로 벌릴 수 있도록 하는 근육으로 이 근육이 약해지면 뒤뚱거리며 걷게 되고, 걷거나 뛸 때 무릎에 스트레스가 가해져 무릎 통증을 유발할 수 있다. 무엇보다 외전근이 약한 고령의 환자의 경우 낙상의 위험이 매우 높아진다. 따라서 평생 잘 걷고 싶다면 외전근 운동에 소홀해서는 안 된다.

매우 쉬워 보이는 동작이지만 평소 운동을 게을리 했던 사람이나 다리 근력이 떨어진 고령의 환자들은 다리를 제대로 들지 못하는 경우가 많다. 하지만 바로 앞에서 소개한 〈누워서 한 다리 들어올리기〉보다 더 쉬우므로 앞선 동작이 어려워 실천하기 어렵다면 이 동작을 먼저 연습해 보자. 엉덩이의 외전근은 아주 크고 강한 근육이기 때문에 먼저 단련해 두는 것이 좋다.

외전근 운동을 꾸준히 하면 자기도 모르는 새 걷는 것이 편안해지고 안정적이 된다. 게다가 엉덩이 모양이 예뻐지는 효과도 얻을 수 있으니 건강은 물론 미용에도 아주 좋은 운동이다.

1.

옆을 보고 바닥에 눕는다. 아래쪽 다리는 편안한 각도로 접고 위쪽 다리는 곧게 편 상태를 유지한다.

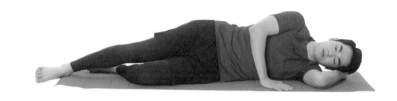

> **Point**
> ✓ 위쪽 무릎은 최대한 쭉 편다.
> ✓ 발목을 머리쪽으로 당기면 더욱 효과적!

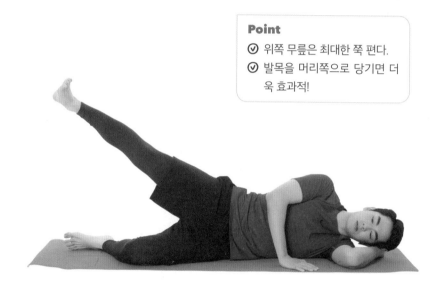

2.

위쪽 다리를 가능한 범위까지 들어올려 5초간 유지한 후 다리를 내려 2초간 휴식한다. 좌우 각 10~15회, 3세트 반복한다.

투명 의자 앉기(스쿼트)

스쿼트는 엉덩이와 허벅지 근육을 키우기 위한 운동 '끝판왕'이라 불리기도 하지만 그만큼 난도가 꽤 높은 동작이다. 정확한 자세가 아니면 오히려 무릎이 아플 수 있고, 근력이 없는 상태에서는 정확한 자세를 취하는 것 자체가 불가능하기 때문이다. 따라서 전문가에게 정확한 자세를 배울 수 있는 상황이 아니라면 다음에 소개한 것과 같이 더 쉽고 안전한 응용법을 실행하는 편이 더 낫다.

평소 바닥에 앉았다 일어나기 힘들거나 계단을 내려갈 때 난간을 붙잡아야 하는 사람에게 스쿼트는 매우 중요한 운동이다. 하지만 여기에 해당하는 사람들도 통증이 심한 급성기가 지난 다음에 해야 한다. 특히 스쿼트는 의자 등받이를 붙잡거나 벽에 기대는 등 운동 강도를 조절할 수 있으므로 반드시 자신의 수준에 맞는 동작을 실천한다.

스쿼트를 하면서 특정 각도에서 무릎이 걸리듯 멈칫하며 통증이 느껴지거나 무릎이 붓는다면 무릎 연골에 문제가 발생했을 수도 있으므로 반드시 병원을 방문해 무릎 상태를 확인해야 한다. 모든 것은 과유불급이다. 스쿼트가 아무리 좋은 운동이라 할지라도 통증을 무시하고 계속 반복하면 오히려 연골이 손상될 수 있으므로 반드시 주의한다.

의자 등받이 잡고 스쿼트

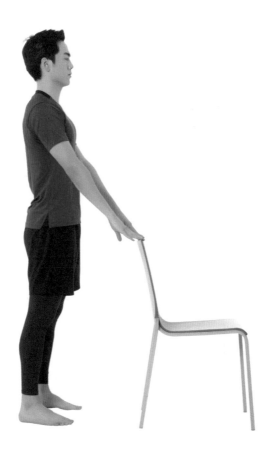

1.

양발을 어깨너비로 벌린 상태에서 의자 등받이를 가볍게 잡고
바르게 선다.

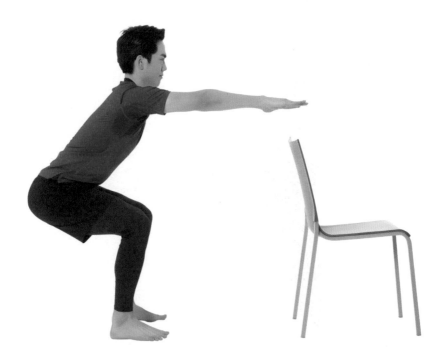

2.

마치 투명한 의자에 앉듯이 절반만 앉아 5초간 유지한 후 일어
나 1~2초간 휴식한다. 10~15회, 3세트 반복한다.

2단계   의자 뒤에 두고 스쿼트

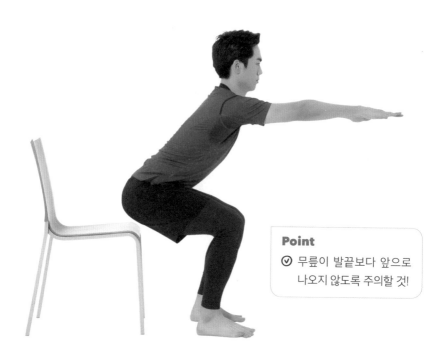

> **Point**
> ⓥ 무릎이 발끝보다 앞으로
>   나오지 않도록 주의할 것!

1.

양발을 어깨너비로 벌리고 의자 끝부분에 걸터앉은 뒤 다리 힘으로 그대로 일어선다. 마치 투명의자에 앉듯이 절반만 앉았다 일어서기를 10~15회, 3세트 반복한다.

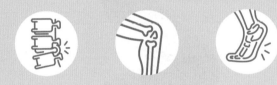

PART 4

목·허리
관절
리모델링

척추의 S자 곡선은 생명선

•
•
•

척추 건강을 확인하는 가장 쉬운 방법은 엑스레이나 MRI 촬영이 아니라 자신이 서 있는 옆모습을 확인하는 것이다. 우리 몸의 척추는 옆에서 봤을 때 '알파벳 S'와 같은 모습이어야 한다. 특히 목(경추)과 허리(요추)가 가장 중요한 부위로, 이 두 부위가 S에서 앞쪽으로 튀어나오는 전만(前彎)을 이루고 있어야 건강한 척추라 할 수 있다.

그렇다면 왜 우리는 척추의 건강한 S자 곡선을 상실하고 각종 척추 질환에 시달리게 된 것일까? 우리가 일상적으로 무심히 취하는 대부분의 자세가 경추와 요추를 건강하지 못한 후만(後彎) 상태로 만들기 때문이다. 척추 후만이라는 것은 쉽게 말해 허리를 구부정하게 굽힌 자세다. 경추 후만은 목을 아래로 숙이거나 구부정하게 앞으로 빼고 있는 상태를 말하며, 요추 후만 역시 상체를 구부정하게 숙이거나 앉아 있는 상태를 말한다.

이렇게 경추와 요추가 바른 전만 상태에서 벗어나 구부러진 상태를 오랫동안 유지하면 척추뼈 사이에 존재하는 디스크라는 구조물이 위아래 척추뼈에 의하여 압박된다. 이러한 압박이 지속되면 디스크를 이루고 있는 조직 역시 조금씩 손상되고, 심해지면 디스크 안쪽에 있는 수핵을 둘러싼 섬유륜이 찢어지기도 한다. 그리고 찢어진 섬유륜 사이로 수핵이 흘러나오면서 주변의 신경을 짓누르게 되는데, 이렇게 신경이 눌리면 척추에서 멀리 떨어진 손이나 발이 저리는 신경 증상이 발생할 수 있다. 바로 이 증상이 흔히 '디스크'라고

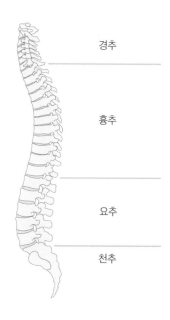

올바른 척추의 S자 곡선

건강하고 올바른 척추는 '알파벳 S'와 같은 모습을 띈다. 경추(목)와 요추(허리) 모두 앞쪽으로 튀어나오는 전만 상태를 유지해야 건강한 척추라 할 수 있다.

부르는 '디스크 탈출증'이다.

만약 이렇게 디스크에 변성이 생긴 상태에서 허리를 과도하게 사용하면 우리의 허리는 어떻게 될까? 척추뼈끼리 연결되어 관절을 이루는 후관절에 스트레스가 더해지고 이런 일이 반복되면 결국 후관절에 관절염이 생길 수 있다. 게다가 이에 대한 보호작용으로 후관절의 인대가 점점 두꺼워질 수도 있는데, 이렇게 두꺼워진 인대는 척추관을 좁아지게 만들고 자연스레 좁아진 척추관 안을 지나가는 신경들 역시 압박을 받게 된다. 결국 척추관 협착증으로까지 이어지게 되는 것이다.

지금까지 조금 길고 복잡하게 설명했지만, 간단하게 말하면 척추질환의 시발점은 결국 척추의 S자 라인이 무너졌기 때문이고, 이는 우리의 구부정한 자세에서 비롯되었다는 이야기다. 즉, 목과 허리의 통증과 질환을 해결하기 위한 해법 역시 척추의 S자 곡선을 되살리는 데 있는 것이다.

오래 **앉아** 있을수록
척추가 **병든다**

병원에 요통 환자가 갑자기 늘어나는 시기가 있다. 바로 김장철과 설날, 추석과 같은 명절 때다. 이때는 남자, 여자 할 것 없이 요통 환자가 급증한다. 우리가 이 시기에 어떤 동작을 많이 하는지 생각해 보면 요통을 불러온 원인을 대강 짐작할 수 있다. 남자들은 고향을 방문하기 위해 장거리 운전을 하고, 또 몇 시간씩 허리를 구부린 채 벌초를 하기도 한다. 여자들은 바닥에 앉아 음식을 준비하는 시간이 절대적으로 늘어난다.

이제 감이 오지 않는가? 그렇다. 오랫동안 바닥에 앉아 있는 자세가 허리에 가장 안 좋다. 특히 이런 자세는 허리 아래쪽 디스크와 고관절, 엉덩이 관절에 치명적이다. 허리를 앞으로 굽힌 동작을 장시간 유지하는 것도 피해야 한다. 허리 근육이나 디스크, 후관절에 좋지 않은 영향을 줄 수 있기 때문이다.

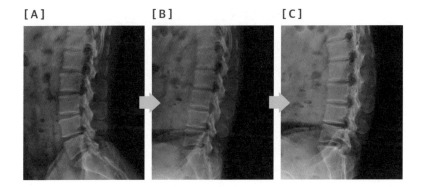

앉아 있는 위치에 따른 척추 변화

왼쪽에서부터 서 있을 때 척추 상태(A), 의자에 앉았을 때 척추 상태(B), 바닥에 앉았을 때 척추 상태(C)를 비교할 수 있는 엑스레이 사진이다. 의자에 앉을 때보다 바닥에 앉았을 때 올바른 요추의 전만인 S곡선이 작아지는 것을 확인할 수 있다.

허리가 깊이 구부러질수록 디스크에 가해지는 압력도 커지므로 장시간 운전해야 할 때는 가능한 엉덩이를 등받이에 바짝 붙이고, 허리를 쭉 펴고 앉아야 한다. 하지만 점점 자세가 흐트러지고 엉덩이가 앞으로 빠지는 것을 피할 수 없는 것도 사실이다. 이럴 때 필요한 것이 허리 쿠션이다. 장시간 운전을 해야 한다면 꼭 허리 뒤에 쿠션을 받치도록 한다. 그래야 허리가 바르게 펴져서 척추의 정상적인 S곡선을 유지할 수 있다.

목도 마찬가지다. 오랜 시간 앉아 있으면 등이 굽으면서 머리가 앞으로 나간다. 특히 고개를 숙여 스마트폰을 들여다 보는 자세에서는 목의 커브 각이 더욱 커진다. 책상 앞에 앉아 컴퓨터를 해도 모니터 높이가 낮으면 고개를 숙이고 스마트폰을 보는 것과 똑같이 경추에 무리가 간다. 목 건강을 위해 가장 조심해야 할 때는 무언가를 집중해서 보고 있을 때인 셈이다.

허리와 목 모두 구부정한 자세를 유지할 때 디스크에 가해지는 압력이 증가하므로 스마트폰이나 책, 모니터 높이는 시선의 높이와 동일하게 유지해야 한다. 더불어 틈이 날 때마다 집중하던 일을 잠시 멈추고 척추를 뒤로 젖혀 주는 운동을 하는 것이 좋다.

뒤늦게 병원을 찾은 환자들 중에는 일상생활을 하던 중 갑자기 허리 통증이 시작되었는데 도저히 병원을 찾을 상황이 아니라면 어떻게 하는 것이 좋은지 묻는 이들이 많다. 급성 요통에는 허리 근육의 긴장을 줄여 주는 자세가 가장 좋다. 옆으로 누워 등을 새우처럼 둥그렇게 말고 있는 것도 하나의 방법일 수 있다. 앞서 얘기한 태아 자세가 여기에 해당된다. 천장을 바라보고 똑바로 누운 자세에서는 다리 밑에 이불을 두껍게 받치고 그 위에 다리를 올리고 있으면 허리의 부담을 줄일 수 있으니 참고하도록 한다.

허리 젖히기와 걷기가
척추 건강의 핵심

．
．
．

유튜브나 인터넷에는 척추 주변, 이른바 코어를 강화할 수 있는 운동법을 소개한 영상이 많다. 그런데 이런 운동을 따라할 때는 매우 조심해야 한다. 동작 자체는 모두 건강에 좋은 운동임이 분명하지만 개인의 목과 허리 상태에 따라 좋은 운동, 나쁜 운동이 다를 수 있기 때문이다. 따라서 자신의 건강 상태나 병변에 따라 제한할 운동은 제한하고 도움이 되는 운동만 열심히 따라해야 한다. 의사의 진단이나 운동에 대한 조언도 듣지 않은 상태에서 방송에서 소개한 운동을 그대로 자기 몸에 적용하면 오히려 상태를 악화시킬 수 있다는 사실을 반드시 유념해야 한다.

척추가 건강한 사람, 즉 디스크, 관절, 근육이 모두 비교적 건강한 사람이라면 어떤 운동을 해도 상관이 없다. 하지만 퇴행성 디스크가 진행되고 있는 환자나 평소 요통이 있는 사람이라면 윗몸일으키기와 같이 허리를 앞으로 강하게 구부리는 운동은 피해야 한다. 어려울 것 없다. 척추 운동에 관한 가장 기본적인 원칙만 기억하면 된다.

"척추에는 허리를 뒤로 젖히는 운동이 좋다."

간단하지만 핵심적인 척추 건강을 위한 기본 원칙만 기억한다면 어떤 운동이 나에게 적합한지, 또 오히려 건강을 해치는 행동인지 쉽게 구분할 수 있을 것이다.

그렇다면 누구에게나 부담 없이 좋은 운동은 무엇일까? 바로 걷기다. 왜 걷기가 모두에게 좋을까? 아랫배에 약간 힘을 주고 허리를 꼿꼿하게 편 올바른 자세를 유지한 채 걷기 운동을 하면 허리 근육이 약간의 긴장을 유지하면서 수축과 이완을 반복하게 된다. 자연스레 척추뼈와 디스크 조직에 적당한 자극과 움직임이 주어지면서 혈액순환이 좋아지고, 디스크 조직 자체에도 좋은 자극이 간다. 게다가 척추 앞뒤 근육의 지구력은 물론, 근력도 유지할 수 있다.

그런데 환자들에게 걷기를 권장하면 '걷기 운동이 허리 건강에 좋다'는 생각에 빠져 무작정 오랜 시간 걷기에만 매달리는 환자들도 있다. 오전에 2시간, 오후에 2시간씩 그저 걷기만 하는 것이다. 하지만 이미 여러 번 강조했듯이 모든 운동의 가장 기본 원칙은 과유불급이다. 무리하지 않는 선에서 운동을 실천하는 게 건강을 유지하는 기본이자 근간이다. 걷기 역시 마찬가지다. 척추 건강에 좋다고 해서 자신의 상태를 살피지 않고 무조건 한 번에 과하게, 넘치게 하는 것은 건강에도, 본인의 운동 능력에도 도움이 되지 않는다.

허리를 뒤로 젖히는 동작과 걷기 외에도 수영, 그중에서도 자유형과 배영 역시 척추 건강에 도움이 되는 운동이다. 그런 의미에서 어렸을 때 아이에게 수영을 가르치는 건 수상 안전은 물론, 나이가 들어 자기 건강을 유지할 수 있는 방법을 알려주는 좋은 교육이라 할 수 있다. 물론 성인이 된 후에도 늦지 않았다. 특히 수영은 다이어트는 물론, 관절에 부담을 주지 않으며 운동을 즐길 수 있는 아주 좋은 운동법이므로 누구에게나 추천한다.

마지막으로 병원을 찾은 허리가 좋지 않은 환자들 중에는 편하게 사용하는 보조기나 복대, 교정기와 관련한 질문을 하는 이들도 많

Q&A **척추 건강을 위해서는 바닥이 좋은가요, 침대가 좋은가요?**

하루에 4~5번씩 받는 질문이다. 결론부터 말하면 침대냐 바닥이냐는 중요하지 않다. 본인이 누웠을 때 편안한 곳이 좋은 곳이다.

척추 주변의 인대나 관절은 20대 초반이면 대부분 완성된다. 나이가 들면 더 이상 변화하지 않는다. 스스로에게 가장 적합한 체형으로 생활하도록 스스로 적응해 현재의 모양이 만들어진 것이기 때문에 자신만의 고유한 관절과 인대 모양으로 평생을 사는 것이다. 따라서 침대에 누웠을 때 그 침대가 편안하고, 바닥에 요를 깔고 누웠는데 그 상태가 나에게 편하다면 침대건 바닥이건 아무런 문제가 없다. 즉, 척추에 침대가 좋다, 바닥이 좋다 구별할 필요가 없다는 얘기다.

다. 결론부터 말하자면 이와 같은 보조기는 전문의와 잘 상의해서 꼭 필요할 때만 착용하도록 한다. 1~2주 정도 착용하는 것은 괜찮지만 꼭 필요하지 않은 상태임에도 보조기를 오랫동안 착용하면 오히려 허리 근육을 약화시킬 수 있으므로 주의가 필요하다. 더불어 인공적인 보조기에 장기적으로 의존하기보다는 우리가 이미 가지고 있는 천연 보조기인 허리 주변 근육을 강화하는 편이 더 낫다.

목·허리
관절 질환

퇴행성 디스크

허리가 아프면 많은 사람들이 가장 먼저 '디스크(디스크 탈출증)'가 아닐까 걱정한다. 그런데 막상 MRI를 찍어 보면 디스크가 터진 모습은 찾아볼 수 없다. 대신 수분으로 가득 차 하얗게 보여야 할 수핵이 시커먼 상태일 때가 많다. 디스크의 퇴행성 변화로 수핵의 물기가 모두 빠져나갔기 때문이다.

예전에는 허리가 아픈데 디스크 탈출증이나 척추관 협착증에 해당되지 않으면 결국 척추 주변의 근육이 뭉쳐서 통증이 발생한다고 생각했다. 그래서 근육을 풀어 주는 물리치료와 주사치료를 진행했다. 필자도 의과대학 재학 당시 그렇게 배웠다. 하지만 최근에는 이러한 통증이 뭉친 근육 때문이 아니라 디스크의 퇴행성 변화 때문이라고 판단한다. 쉽게 말해 디스크가 나이를 먹었다는 뜻이다.

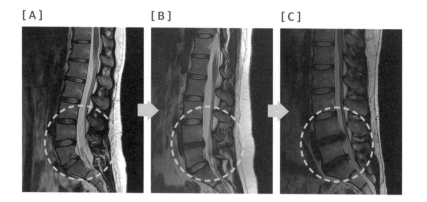

퇴행성 디스크로 인한 척추 디스크의 색과 위치 변화

건강한 척추 디스크의 정상적인 상태(A)를 기준으로, 퇴행성 디스크로 인해 디스크 내 수핵의 색 변화가 나타난 척추 MRI(B), 색 변화는 물론 디스크 탈출증이 함께 발생한 척추 MRI(C)의 차이를 비교할 수 있다.

척추의 디스크는 자동차의 타이어와 비슷하다. 타이어가 자동차를 앞으로 나아가게 하고 차체의 무게나 충격을 완충하는 역할을 하듯 디스크도 우리 몸의 움직임을 만들어 주고 몸에 전달되는 체중과 충격을 덜어 준다. 그런데 자동차를 오래 타면 탈수록 타이어가 마모되듯, 디스크도 나이가 들면서 자연스레 망가진다. 얼굴에 주름이 생기듯 누구도 디스크가 늙는 것을 피할 수 없다. 하지만 최대한 곱게 나이들도록 할 수는 있다. 특히 퇴행성 디스크가 일찍 나타난 환자일수록 평소 척추 관리에 매우 신경 써야 한다.

환자에게 "디스크에 퇴행성 변화가 있습니다"라고 이야기하면 대부분의 환자들은 자신의 척추가 얼마나 안 좋은 상태인지 궁금해 한다. 사실 얼마나 나쁜지는 그리 중요하지 않다. 퇴행성 변화가 심하다고 해서 더 많은 치료가 필요한 것도 아니다. 정형외과 의사인 나 역시 MRI를 찍어 보면 퇴행성 디스크가 보인다. 하지만 디스크가 퇴행되었다고 해서 누구나 통증을 느끼는 것은 아니다. 중요한 것은 디스크의 퇴행 정도가 아니라 퇴행으로 인한 증상, 즉 통증이다. 통증이 나타나지 않으면 퇴행성 디스크를 발견했다 할지라도 치료할 필요는 없다. 대신 더 이상 퇴화가 진행되지 않도록 운동 등 자기관리에 더욱 신경 써야 한다.

안타깝게도 이미 퇴행이 진행된 디스크에 다시 수분이 빵빵하게 차 건강하게 살아날 확률은 희박하다. 하지만 퇴행성 디스크로 인한 통증을 덜어낼 수는 있다. 염증을 치료하고 주변 인대와 근육을 강화하면 된다. 무엇보다 더 이상 퇴행이 진행되지 않도록 척추에 나쁜 자세와 잘못된 움직임을 피하는 것이 중요하다.

허리 주변 근육을 튼튼하게 만들겠다며 갑자기 윗몸일으키기나 허리를 숙여 손바닥으로 땅을 짚는 스트레칭을 시작하는 사람들도 있는데, 오히려 이 동작들은 디스크를 더 빨리 망가뜨린다. 허리를 숙이는 운동이 아니라, 허리를 뒤로 젖히는 운동을 해야 한다. 걷기나 가벼운 달리기와 같은 유산소 운동을 하는 것도 좋다. 무엇보다 바닥에 오래 앉아 있는 것을 피해야 한다.

목 디스크(디스크 탈출증)

"OO병원에 갔더니 목 디스크라고 해요. 지금 바로 입원해서 수술을 받으라는데 정말 그래야 하나요?"

다른 병원에서 수술 권유를 받았다면서 잔뜩 겁먹은 얼굴로 걱정하는 환자들을 자주 만난다. 당장 보행이 이상해지거나 팔다리의 마비 증상이 나타난 경우가 아니라면 목 디스크 수술을 서둘러야 하는 일은 매우 드물다. 이런 증상이 없는데도 당장 수술이 필요하다고 권유한다면 정직한 병원이 아닐 확률이 크다.

목 디스크로 인해 나타나는 증상은 크게 3가지로 나뉜다.

첫째, 목 부위의 통증(경부 통증)이다. 목뿐 아니라 어깨 주위, 등과 뒤통수까지 통증이 나타날 수도 있다. 둘째, 신경이 눌리는 신경근증이다. 목 디스크를 떠올릴 때 가장 먼저 떠오르는 증상이 어깨에서 팔을 타고 손까지 저리거나 당기는 듯한 통증인데, 이것이 신경근증의 대표적인 증상 중 하나다. 목 디스크의 세 번째 대표 증상은 척수가 눌리는 척수증이다. 드물지만 일단 발생하면 상당히 위험한 증상으로, 척수가 눌리면 팔다리 마비가 발생할 수 있기 때문이다.

이중 가장 흔하게 나타나는 증상은 경부 통증과 신경근증이다. 목 디스크라 확진 받은 환자 대부분 이 두 가지 증상을 겪는다. 다행히 치료는 어렵지 않다. 약을 먹고 물리치료를 받으면 대부분 좋아진다. 신경이 눌렸다고 해서 굳이 비싼 비수술적 치료가 필요한 것은 아니다. 지금까지 신경근증을 해결하기 위해 100가지가 넘는 다양한 최신 치료 방법들이 시도되었지만 기존의 저렴한 치료보다 더 뛰어난 효과를 얻어냈다는 데이터는 없다. 그러니 처음부터 비싼 시술을 권유하거나 마비 직전 상태이니 당장 수술을 해야 한다는 얘기에 급하게 수술을 결정해서는 안 된다. 다른 병원을 방문해 여러 의사의 다양한 의견을 듣고 신중하게 결정하는 것이 좋다.

다시 한 번 강조하지만, 목 디스크는 우리가 흔히 아는 기본적인 치료로 얼마든지 예방이 가능하고 좋아질 수 있다. 약 먹고, 물리치료를 받고, 병원에서 배운 목 주변 근육을 단련하기 위한 간단한 운동을 틈틈이 하는 것으로 충분하다. 무엇보다 평소 목 디스크를 유발할 수 있는 구부정한 자세를 피하는 것이 중요하다.

허리 디스크(디스크 탈출증)

디스크가 터졌다며 허리를 짚은 채 쩔쩔매며 진료실을 찾아오는 환자들이 매우 많다. 하지만 실제로 디스크가 갑자기 터지는 경우는 매우 드물다. 실제로는 디스크 안쪽 수핵을 둘러싸고 있는 섬유륜이 오랫동안 퇴화하고 찢어지면서 생기는 만성적인 증상인 경우가 대부분이다. 환자들이 이야기하는 것처럼 '디스크가 터진' 경우는 1,000명에 한 명 있을까 말까 한 정도다.

디스크가 파열됐다는 환자의 주장에, 사실은 오래 전부터 서서히 진행되어 온 질환의 증상일 뿐이라 이야기하면 '이전에는 아무런 증상이 없다 최근에 갑자기 통증이 나타났다'고 이야기하는 분들이 많다. 하지만 MRI 검사 등을 통해 실제로 디스크가 오랫동안 서서히 나빠지다 파열이 발생한 것인지, 건강한 상태에서 갑작스런 외부 충격 등으로 파열된 것인지는 쉽게 구분할 수 있다. 그리고 대부분의 환자가 전자의 경우에 해당한다.

허리 디스크를 피하려면 무엇보다 어떤 때에 디스크에 압력이 증가하는지를 아는 것이 중요하다. 이것을 알고 주의하면 적어도 병원에 오는 것만은 피할 수 있다.

"디스크가 받는 압박은 허리를 펴면 펼수록 줄어들고,
숙이면 숙일수록 커진다."

즉, 디스크 상태가 건강하지 않다면 허리를 숙일 때 압력이 더욱 증가하며 통증도 더욱 심해진다. 그래서 디스크 상태가 좋지 않은 환자는 앉을 때, 앉았다 일어날 때, 세수하거나 양치질할 때, 양말을 신을 때, 바지를 입을 때 허리가 더 아프다. 특히 무거운 물건을 바닥에서 들어올릴 때 조심해야 한다. 몸 앞쪽에 하중이 실리기 때문에 디스크에 더 많은 무리가 가기 때문이다. 바닥에 있는 물건을 들어올릴 때는 허리를 숙이지 않은 상태에서 무릎을 굽혀 물건을 집고, 허벅지의 힘을 이용해 그대로 일어서는 것이 요령이다.

바닥에 앉는 자세 역시 조심해야 한다. 바닥에 앉으면 의자에 앉

TIP 물건을 들어올릴 때 나쁜 자세와 올바른 자세

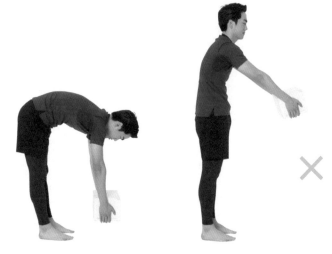

허리를 숙여 물건을 들어올리면 디스크에 엄청난 무리가 간다.

VS

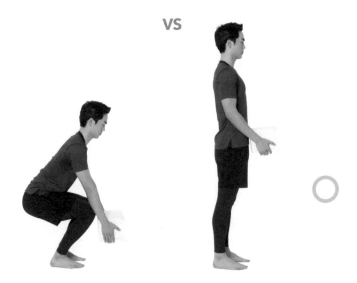

허리를 숙이지 않고 바르게 편 상태를 유지하고 무릎을 굽혀 앉은 뒤 허벅지
의 힘으로 들어올려야 한다.

을 때보다 허리가 더 많이 구부러지기 때문에 디스크가 받는 압력 역시 더욱 커진다. (p.142 참고) 가능한 바닥에 앉아서 식사를 하는 식당은 피하는 것이 좋고, 어린 아이를 양육하는 젊은 엄마나 어르신들은 특히 더 주의가 필요하다. 아이들과 함께 바닥에 앉아 있는 시간이 늘어날 뿐만 아니라 아기를 안을 때에도 디스크에 무리가 가기 쉽기 때문이다.

척추관 협착증

허리에 통증을 느껴 병원을 찾는 이들 중 생각보다 많은 수의 환자, 특히 50대 이상 환자들이 척추관 협착증에 해당한다.

허리 디스크는 척추뼈 사이사이에 존재하는 추간판(*척추뼈 사이에 있는 편편한 판 모양의 물렁뼈)이 원인으로, 나이가 들어 추간판이 노화되거나 혹은 어떠한 외적 원인으로 인해 추간판이 뒤로 밀려나면서 신경을 압박해 생기는 질환이다. 그래서 허리 디스크는 20대와 같은 젊은 환자에게도 충분히 나타날 수 있다.

반면 척추관 협착증은 허리 디스크와는 그 원인이 다르다. 척추는 가운데 신경이 지나가는 통로를 중심으로 척추뼈, 추간판, 인대 조직 등이 연결되어 있는 구조인데 나이가 들면서 노화의 일종으로 척추뼈와 추간판, 인대 조직들이 점점 두꺼워진다. 자연스레 척추관이 좁아지며 나타나는 질환이 바로 척추관 협착증인 것이다. 그래서 허리 디스크와 달리 척추관 협착증은 대부분 50대 이상의 환자들에게서 나타난다.

게다가 척추관 협착증은 허리를 숙일 때 통증이 나타나는 허리디스크와는 달리, 허리를 뒤로 젖힐 때 통증이 나타난다. 나이가 많은 환자들 중 오래 걷는 게 힘들거나 걷다가도 다리에 힘이 빠져 휴식을 취해야 하는 분들은 척추관 협착증을 의심해 보고 병원에서 정밀 검진을 받아 보길 권한다.

척추관이 좁아지는 이유는 다양하다. 디스크가 삐져나와서 좁아질 수 있고, 뒤쪽 황색 인대가 두꺼워져서 좁아지기도 한다. 심하면 외과 수술이 필요하지만, 대부분 노화에 의해 진행되기 때문에 처음부터 바로 외과적인 수술을 택하지는 않는다.

척추관 협착증의 주요인은 노화이지만, 나쁜 생활 습관이나 자세가 척추관 협착증을 더 이른 나이에, 더 심하게 진행시키기도 한다. 앞에서도 지적했듯 허리를 과도하게 숙이는 일을 반복하면 허리 디스크에 빠른 퇴행이 진행되고, 섬유륜이 약해지면서 안쪽의 수핵이 뒤로 밀려 나와 척추관이 좁아질 수 있다. 또 건강하지 못한 디스크가 제 기능을 하지 못하는 상태에서 허리를 숙이는 동작을 많이 하면 척추의 불안정을 잡아 주려고 인대가 두꺼워지게 되는데, 이렇게 인대가 두꺼워지면 척추관은 더 좁아질 수밖에 없다. 따라서 척추관 협착증을 예방하려면 척추의 건강한 S라인을 안정적으로 유지하도록 척추 주변 근육을 강하게 해 주는 것이 첫 번째다. 그래야 척추 조직이 도미노처럼 무너지는 것을 막을 수 있다.

나의 상태에 꼭 맞는 운동법은 무엇일까?

	근육 강화 운동	스트레칭	주의점
퇴행성 디스크	○	○	윗몸 일으키기는 퇴행성 디스크에 자살행위와 다름없다. 허리를 뒤로 젖히는 스트레칭과 허리를 굽히지 않는 코어 근육 강화 운동을 병행해야 한다.
목 디스크	△	○	목 디스크 환자라면 통증기에는 스트레칭만으로도 충분하다. 통증이 사라진 뒤에는 스트레칭과 근육 강화 운동을 병행할 것!
허리 디스크	△	○	급성 통증기에는 무엇보다 휴식이 우선! 통증이 줄어들면 스트레칭을 먼저 실시하고, 점차 근육 강화 운동을 병행해 나간다.
척추관 협착증	○	○	허리가 점점 앞으로 굽어지는 것을 방지하기 위해서 허리를 뒤로 젖히는 스트레칭을 꾸준히 해주고, 허리를 펴고 걷는 바른 걸음걸이로 걷기 운동을 함께 한다.

목·허리
관절 리모델링

	통증이 있을 때
사방으로 목 스트레칭	OK
허리 뒤로 젖히며 스트레칭	OK
사방으로 목 밀며 버티기	NO
엉덩이 근육 강화하기	NO
벽에 등 대고 바른 자세로 서 있기	OK

사방으로 목 스트레칭

어깨나 목이 뻣뻣하고 무겁게 느껴지는 증상은 매우 흔하며 사실 많은 이들이 이미 그 해결책도 알고 있다. 목을 부드럽게 돌려 주거나 사방으로 늘리는 것이다. 문제는 알면서도 하지 않는다는 것이다. 많은 환자들이 통증으로 병원을 찾을 때까지 이 간단한 스트레칭도 거의 하지 않는다.

일부러 목을 세게 꺾어가며 '뚜둑' 소리를 내거나 강하게 목을 돌리는 사람들도 있는데 의사로서 그런 강한 목 운동은 권하지 않는다. 순간적으로 너무 강한 힘으로 목을 꺾거나 돌리면 관절에 손상이 가거나 인대가 두꺼워질 수 있다. 목 스트레칭은 어디까지나 천천히 지긋이 진행해야 한다.

오랜 시간 한 자세를 지속하면 목이 아플 수밖에 없다. 목에 피로가 계속해서 누적되면서 목의 자연스러운 C자 곡선이 없어져 일자목이나 거북목이 되고, 이 상태가 장시간 지속되면 목 디스크로 이어질 수 있다.

그래서 목 근육이 피로하거나 뭉치지 않게 스트레칭하는 습관이 매우 중요하다. 나 역시 컴퓨터 작업을 오래하거나 책을 볼 때 1시간에 한 번 정도는 꼭 목 스트레칭을 한다. 여러분은 컴퓨터를 하고 있는 스스로의 자세를 살펴본 적이 있는가? 대부분 어깨에 힘이 잔뜩 들어간 채로 목을 내밀고 있을 것이다. 무언가에 몰두하고 있는 상황이라 할지라도 어깨가 긴장하지 않는 바른 자세를 유지하도록 신경 써야 한다.

뒷목 스트레칭

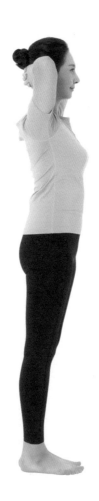

1.

양발을 어깨너비로 벌리고 바르게 선다. 양손은 깍지를 끼고
머리를 감싸쥔다.

Point
⊘ 어깨나 팔, 손이 저리는 증상
이 있다면 목 디스크에 심각
한 문제가 있는 상태일 수 있
으므로 동작을 멈추고 반드시
진료를 받아볼 것!

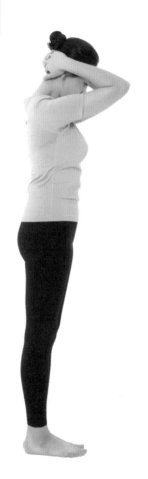

2.

목을 아래로 천천히 숙이며 스트레칭한다. 10초간 유지한 뒤
제자리로 돌아와 5초간 휴식한다. 10회 반복한다.

앞목 스트레칭

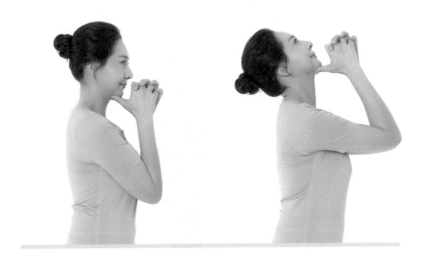

1.

깍지 낀 양쪽 엄지손가락을 뻗어 턱을 가볍게 받친 뒤 천천히
밀어 고개를 뒤로 젖힌다. 10초간 유지한 뒤 제자리로 돌아와
5초간 휴식한다. 10회 반복한다.

옆목 스트레칭

Point

⊘ 모든 동작은 천천히, 그리고 부드럽게 실시!

⊘ 상체가 고개를 따라가지 않도록 주의한다.

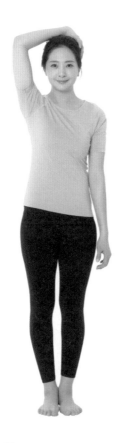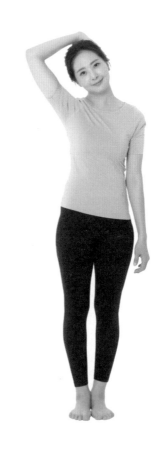

1.

오른쪽 팔을 왼쪽 귀 위에 가볍게 얹은 뒤 천천히 끌어당겨 옆목을 스트레칭한다. 10초간 유지한 뒤 제자리로 돌아와 5초간 휴식한다. 좌우 각 10회 반복한다.

허리 뒤로 젖히며 스트레칭

이제 우리는 허리를 앞으로 구부리는 것보다 뒤로 젖히는 동작이 척추 건강에 좋다는 것을 안다. 그렇다면 일상 생활 중 허리를 젖힐 일이 많을까, 숙일 일이 많을까? 책상 앞에 앉아 있을 때, 바닥에 앉아 있을 때, 손으로 작업을 할 때 등 누워 있는 때를 제외하고 우리는 대부분의 시간 허리를 굽힌 자세를 취하고 있다. 척추뼈 사이의 디스크는 항상 압력과 스트레스를 받고 있는 셈이다.

이때 수시로 허리를 뒤로 젖히는 신전 운동을 하면 지속적으로 압박을 받던 디스크가 휴식할 수 있고 다시 회복할 기회를 갖는다. 그렇지 않으면 디스크는 미세한 손상을 반복적으로 얻어 점점 탄력을 잃고, 결국 디스크 탈출증으로까지 이어지게 된다.

이를 방지하기 위해선 시간이 날 때마다 틈틈이 자리에서 일어나 허리를 뒤로 젖혀 주는 스트레칭을 해야 한다. 양손으로 허리 뒤를 받치고 천천히 뒤로 젖히는 동작이면 충분하다. 운동이라 할 수 없을 만큼 간단하지 않은가? 단, 노령의 환자들은 뒤로 넘어져도 다치지 않도록 침대 앞에 서서 하는 편이 안전하다. 일어나기 힘든 상황이면 앉아서 해도 좋다. 낮에 하지 못했다면 잠자리에 들기 전 엎드린 상태에서 상체를 들어올리는 방법도 있다. 시간이 없어서, 장소가 불편해서 못한다는 핑계는 통하지 않는다.

엎드려 허리 젖히기

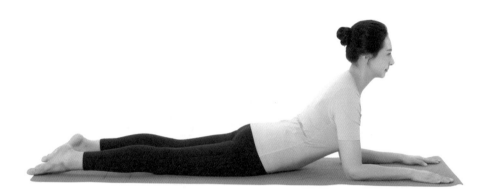

1.

바닥에 배를 대고 엎드린다. 팔꿈치로 바닥을 짚고 가능한 만
큼 상체를 들어올린다. 10초간 유지한 후 제자리로 돌아와 5초
간 휴식한다. 10회 반복한다.

앉아서 허리 젖히기

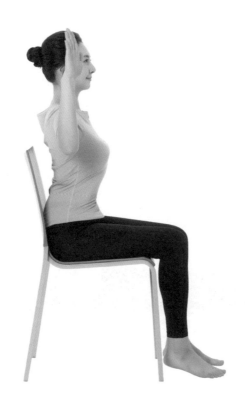

1.

허리를 곧게 펴고 의자 위에 바르게 앉는다. 양팔을 어깨 높이
까지 들어올려 알파벳 L자 모양을 만든다.

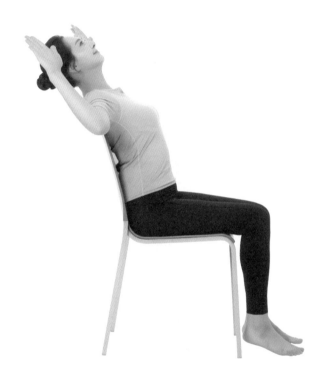

2.

양팔과 허리를 함께 뒤로 젖힌다. 10초간 유지한 후 제자리로
돌아와 5초간 휴식한다. 10회 반복한다.

서서 허리 젖히기

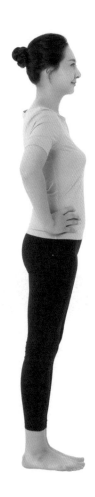

1.

양발을 어깨너비로 벌리고 바르게 선다.

Point

✓ 모든 동작은 서두르지 말고
천천히 실시!

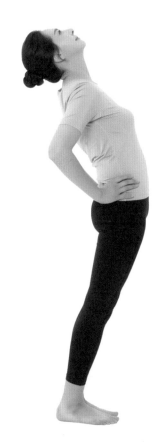

2.

양손으로 허리 뒤를 받치고 천천히 뒤로 젖힌다. 10초간 자세를
유지한 후 제자리로 돌아와 5초간 휴식한다. 10회 반복한다.

사방으로 목 밀며 버티기

뒷목이 묵직하고 뻣뻣한 느낌이 들 때 스트레칭으로 완벽히 해결할 수 있을까? 결론부터 말하면 이는 '불가능'하다. 스트레칭을 하면 당장 불편한 느낌은 가라앉힐 수 있지만, 근본적인 해결책은 될 수 없다. 약해진 목 근육을 강화하는 근력 운동도 함께 해야 한다. 그래야 재발을 막을 수 있다.

목 근육이 약하면 조금만 근육을 써도 쉽게 피로해지는데, 이때 근육은 일종의 자기 보호 작용으로 금세 뭉쳐 버린다. 자연스레 목 주변 통증이 나타나고 심하면 목 근육이 경직되어 움직이기조차 어려워진다. 결국 일자목이나 목 디스크로까지 이어질 수 있는 것이다.

다행히 목 근육 운동은 허벅지나 엉덩이 근육을 강화하는 것보다 훨씬 쉽고 간단하다. 목의 운동 범위는 다른 관절에 비하여 그리 크지 않기 때문에 근육에 힘을 줬다 빼는 등척성 운동을 하는 편이 훨씬 효과적이고 안전하다.

특별한 도구도 필요 없다. 손을 이마, 머리 좌우, 뒤통수에 대고 손 힘과 반대 방향으로 머리를 밀면 된다. 주의할 점은 목이 구부정한 거북목 상태에서 실시하면 오히려 목 근육이 경직되고 통증이 생길 수 있으므로 꼭 턱을 뒤로 밀어 넣은 바른 자세에서 실시해야 한다는 것이다.

앞으로 밀기

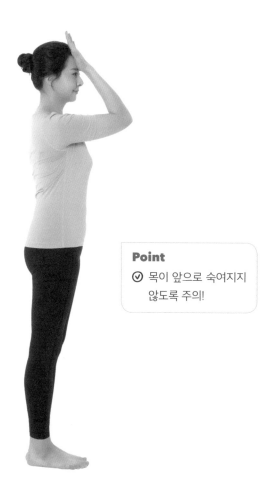

Point
✓ 목이 앞으로 숙여지지
않도록 주의!

1.

손을 이마에 대고 뒤쪽 방향으로 천천히 민다. 이때 목은 힘의
저항을 느끼며 버틴다. 약 10초간 유지한 뒤 힘을 빼고 5초간
휴식한다. 10회 반복한다.

옆으로 밀기

Point
- ⊘ 목 옆쪽 근육에 힘이 들어가는 것을 느끼며 천천히 민다.

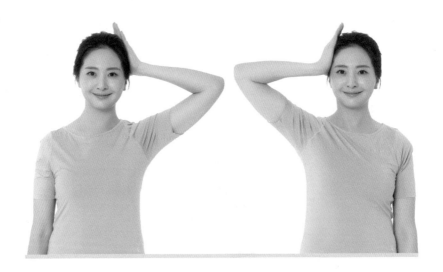

1.

손을 왼쪽 귀 위에 대고 오른쪽으로 민다. 이때 목은 힘의 저항을 느끼며 버틴다. 약 10초간 유지한 후 힘을 빼고 5초간 휴식한다. 좌우 각 10회씩 반복한다.

뒤로 밀기

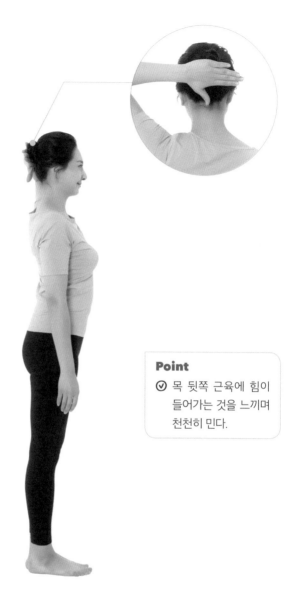

Point
- ⊘ 목 뒷쪽 근육에 힘이 들어가는 것을 느끼며 천천히 민다.

1.

손으로 뒤통수를 받치고 머리를 뒤로 민다. 이때 목은 힘의 저항을 느끼며 버틴다. 약 10초간 유지한 후 힘을 빼고 5초간 휴식한다. 10회 반복한다.

엉덩이 근육 강화하기

척추 관절 운동에 왜 엉덩이 운동을 소개할까? 척추는 경추에서 시작해 요추에서 바로 끝나지 않는다. 요추 끝이 엉덩이 쪽 척추뼈와 이어지면서 골반과 연결된다. 허리와 골반이 서로 영향을 미치는 관계인 것이다.

오래 앉아 있을 때 우리의 자세를 살펴 보자. 처음에는 바르게 앉으려 노력하지만 시간이 가면 나도 모르게 엉덩이를 점점 앞으로 쭉 빼고 기대 앉게 된다. 그런데 이 자세에서는 골반과 이어진 바로 윗부분의 척추뼈도 함께 구부러져 정상적인 'S곡선'이 사라지고 디스크에 스트레스를 주는 자세가 된다. 이 자세가 지속되면 척추의 디스크와 후관절에 무리가 가서 퇴행성 변화가 빨리 오게 되고 결국 통증이 발생한다.

게다가 앉아 있는 시간이 길수록 골반 앞쪽 장요근은 짧아지고 뒤쪽 엉덩이 근육도 약해진다. 이 상태에서는 허리를 펴고 똑바로 앉는 것 자체가 힘들다. 따라서 골반 앞쪽의 근육은 늘리고 골반 뒤쪽의 엉덩이 근육을 키워야 한다. 그래야 척추가 바른 모양으로 골반 위에 얹혀질 수 있다.

특히 노화로 인해 모든 신체 근육이 줄어드는 폐경기 여성과 노인에게 엉덩이 근육은 더욱 중요한데, 줄어든 엉덩이 근육이 낙상의 위험을 크게 높일 수 있으므로 특히 주의가 필요하다.

엎드려 한 발 들기

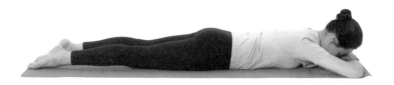

1.

바닥에 배를 대고 엎드린다.

Point
- ⊘ 복부에 힘을 준 상태에서 다리를 들어올릴 것!
- ⊘ 허리 통증이 있다면 STOP! 허리 근육이 긴장되어 통증을 악화시킬 수 있다.

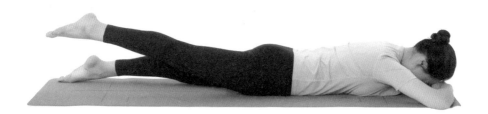

2.

엉덩이 힘을 이용해 무릎이 바닥에서 완전히 떨어질 때까지 한 쪽 다리를 들어올린다. 10초간 유지한 후 제자리로 돌아와 5초간 휴식한다. 좌우 각 10회 반복한다.

누워서 엉덩이 들기

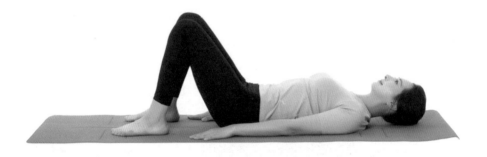

1.

바닥에 등을 대고 양발을 골반너비로 벌려 바르게 눕는다. 양
무릎은 굽혀 세운다.

Point

- ⓥ 통증이 심해질 수 있으므로 엉덩이
  를 너무 높이 들지 않는다.
- ⓥ 허리 통증이 있는 급성기에는 NO!

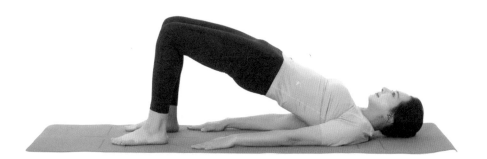

2.

허벅지에서 엉덩이, 허리가 일직선이 되도록 엉덩이를 들어올리고 10초간 유지한 후 제자리로 돌아와 5초간 휴식한다. 10회 반복한다.

벽에 등 대고 바른 자세로 서 있기

허리가 아파 병원을 찾는 환자들은 대부분 허리를 펴지 못하고 약간 엉거주춤한 상태로 진료실에 들어온다. 이들 척추의 정상적인 S자 곡선은 이미 사라진 지 오래다.

건강한 척추의 S자 곡선은 인체가 걷고 서 있을 때 충격을 가장 잘 흡수해 줄 수 있는 형태다. 그런데 이러한 정상적인 S자 곡선이 망가지면 목이 앞으로 나오고 등은 구부정하게 휜, 허리의 전만 곡선이 일자에 가깝게 펴진 상태가 된다. 따라서 척추의 정상적인 S자 곡선을 회복하는 것은 척추 건강의 가장 중요한 과제라 할 수 있다. 그리고 이것을 아주 쉽고 간단하게 할 수 있는 운동이 있다. 머리부터 발뒤꿈치까지 몸의 뒷면을 벽에 완전히 밀착시켜 서 있는 것이다. 운동이라고 생각할 수 없는 동작이지만, 이 자세를 취하고 유지하는 것만으로도 짧아진 척추 앞쪽 근육이 늘어나고 약해진 뒤쪽 근육은 강해진다. 실제로 해 보면 처음에는 자세를 취하는 것만으로도 땀이 송글송글 맺힐 정도로 쉽지 않다.

척추 운동을 하고 싶은가? 벽을 향해 달려가 등을 대고 서 보자. 그것만으로도 훌륭한 운동이 된다. 처음 1분을 시작으로 3분, 5분 점차 시간을 늘려 가며 하루에도 몇 번씩 척추의 S자 곡선을 살리자. 꾸준히 하다 보면 자세도 좋아지고 척추 주변 근육도 튼튼해질 수 있다.

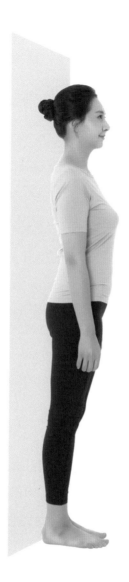

Point

☑ 이 동작이 익숙해지면 5장 어깨에서 소개할 〈천사 날 개 운동(p.234)〉을 함께 실 시한다.

1.

양발을 어깨너비로 벌리고 바르게 선다. 벽에 발뒤꿈치, 무릎, 엉덩이, 허리, 등, 뒤통수까지 몸의 뒷면을 완전히 밀착한다. 1분 동안 자세를 유지하는 것을 시작으로 3~5분까지 점점 시간을 늘려 나간다.

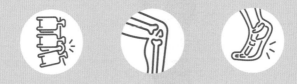

어깨 관절 리모델링

방심한 순간
종합병원이 되는 어깨

"저는 오십견인가요? 회전근개 파열인가요?"

어깨 통증을 호소하는 환자들 중에는 인터넷이나 주변에서부터 얻은 일부 정보만으로 본인 증상을 판단하고 스스로 진단을 내린 뒤 병원을 찾는 분들도 있다. 하지만 환자들이 알고 있는 것처럼 오십견과 회전근개 파열은 둘 중 하나로 간단히 진단하는 것이 아니다. 어깨는 여러 질환이 서로 복잡하게 연관되어 있고 동시에 복합적으로 진행될 수 있는 부위이기 때문이다.

흔히 알고 있는 회전근개 파열과 석회성 건염, 충돌 증후군, 오십견은 서로 겹치는 부분이 많아서 칼로 무 자르듯 딱 한 가지 질환명으로 진단하기 쉽지 않다. 어깨를 특정 동작으로 반복 사용해 회전근개 힘줄에 가벼운 상처나 염증이 생긴 것은 충돌 증후군이고, 이러한 충돌 증후군을 방치해 반복적으로 손상이 가해져 힘줄에 더 깊은 상처가 나고 찢어진 상태는 회전근개 파열에 해당된다. 또 이 과정에서 회전근개 안에 석회 물질이 끼고, 이로 인해 급성 염증이 생겨 극심한 통증을 유발하는 것은 석회건염이다. 그리고 이러한 어깨 질환들로부터 어깨를 보호하기 위해 어깨 사용량을 줄이고 이로 인해 운동 범위가 줄어들어 아예 굳어 버린 상태를 우리는 오십견이라 부른다.

게다가 더 큰 문제는 이러한 질환들이 서로 겹쳐 한꺼번에 나타나는 경우가 흔하다는 것이다. 그러니 같은 어깨임에도 어떤 병원에서는 오십견이라고 진단하고 어떤 병원에서는 석회가 보인다고 하고, 또 다른 병원에서는 회전근개 파열이라고 하는 제각기 다른 진단을 내리는 것이 사실 아주 잘못된 것은 아닌 셈이다. 이는 앞서 설명한 것처럼 어깨 질환이 서로 증상이 겹쳐 나타나는 경우가 굉장히 많기 때문이며, 이를 세심하게 진찰하고 찾아내 정확히 치료하는 것이 어깨 명의의 비법이기도 하다.

"병원에서 무조건 쉬라고 해서 6개월 동안 어깨는 최대한 사용하지 않고 기다렸어요. 그랬더니 오히려 통증이 점점 심해지고 팔이 올라가지도 않고…. 이제는 매일 밤 아파서 잠도 제대로 못 자요."

병원을 찾는 환자에게서 흔히 듣는 이야기다. 충돌 증후군, 석회건염, 회전근개 파열 등 첫 진단이 무엇이든 간에 초기 통증이 심할 때에는 충분히 쉬어 주는 것이 맞다. 하지만 더욱 중요한 문제는 언제까지 쉴 것인지 타이밍을 정하는 것이다. 치료를 받고 통증이 어느 정도 줄어들었다면 어깨가 굳지 않도록 조금씩 움직여 주어야 한다. 통증이 느껴지더라도 참고 여러 방향으로 스트레칭을 해 줘야 회복할 수 있다. 모든 관절에 공통적으로 해당되는 이야기이긴 하지만 특히 어깨는 굳어 버리는 증상이 더 쉽게 발생하는 부위인 만큼 스트레칭에 더 신경 써야 한다.

Q&A **어깨가 아니라 위쪽 팔이 아픈데 어깨 질환이 맞나요?**

어깨 충돌 증후군이나 점액낭염, 오십견이 있을 때 어깨에서 통증을 느끼기도 하지만 어깨보다 좀 더 아래쪽인 팔꿈치와 어깨 사이가 아프다고 하는 환자도 많다. 그래서 때로는 어깨 문제라 설명하면 의아해 하며 팔에는 정말 문제가 없는 것인지 되묻는 분들도 있다. 이 경우 비록 통증을 느끼는 부위가 위쪽 팔일지라도 그 통증의 원인은 어깨에 있으므로 병원을 방문해 자세한 진찰을 받는 것이 좋다.

어깨 관절이야말로
바른 자세가 필수

무릎이나 골반, 발목은 관절을 이루는 위아래 두 개의 뼈가 서로 안정적으로 잘 맞닿는 구조이며, 또한 그 모양을 유지하도록 인대들이 여러 방향에서 튼튼하게 붙잡고 있다. 그런데 어깨는 다른 관절들과 좀 다르다. 어깨는 다양한 방향으로 자유롭게 움직이는 관절이다. 태생적으로 약간 불안정한 구조인 것이다. 어깨 관절은 흔히 골프 티(*골프에서 공을 올려놓는 대)에 비유하는데 어깨 관절의 모양이 마치 골프 티 위의 골프공처럼 흉곽 뒷쪽에 위치한 견갑골 위에 상완골(위팔)의 동그란 부분이 불안정하게 얹어져 있는 형태이기 때문이다. 덕분에 관절염이 자주 생기지는 않지만 고정된 부위가 없어 쉽게 빠질 위험도 크다.

여기에 더해 어깨 관절을 이루는 견갑골은 우리 몸통과 뼈로 연결되어 있지 않고 근육 등 연부 조직으로만 연결되어 있다. 이런 불

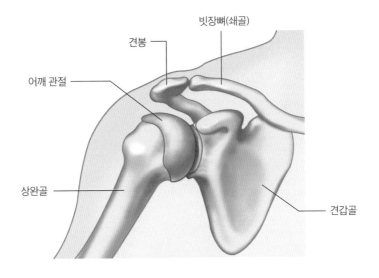

어깨 관절 구조

어깨 관절은 다른 부위의 관절과 달리 마치 골프 티 위에 올려진 골프공처럼 불안정하게 얹어진 형태다. 덕분에 관절염이 자주 생기지는 않지만 쉽게 빠질 위험이 크다.

안정한 구조 때문에 어깨는 우리 몸의 다른 어떤 부위보다도 자세의 영향을 많이 받는다.

그렇다면 어깨 질환을 유발하는 가장 나쁜 자세는 무엇일까? 척추에서 그랬듯 앞으로 구부정하게 구부린 자세가 어깨에도 매우 나쁜 영향을 미친다. 목이 앞으로 나온 거북목 증후군, 어깨가 앞으로 말린 라운드숄더, 흉추가 후만된 구부정한 등은 모두 어깨 관절이 제 위치를 벗어났다는 증거다. 이런 상태, 예를 들어 라운드숄더가 있는 사람은 어깨의 덮개인 견봉이 앞으로 숙여져 있는 상태이기 때문에 손을 위로 올리는 동작을 자주 하거나 손을 위로 올린 상태에서 일을 해야 하는 상황에서 회전근개가 더 쉽게, 자주 충돌하게 되고 이것이 반복되면 어깨 통증으로 이어진다.

따라서 어깨 질환을 예방하고 재발을 방지하기 위해서는 어깨 덮개와 견봉이 제 위치에 있을 수 있도록 바른 자세를 유지하는 것이 중요하다. 더불어 꾸준한 스트레칭과 근육 강화 운동을 통해 어깨 관절을 제 위치로 돌려놓는 어깨 관절 리모델링이 필요하다.

천사 날개를 하고
서 있어라!

관절 리모델링을 위해서는 스트레칭과 근력 강화 운동 둘 다 중요하지만 부위에 따라서는 그 중요도가 조금씩 달라진다. 무릎의 경우, 관절 특징상 스트레칭보다는 무릎 주변 근육을 강화하는 운동을 강조하지만 어깨는 스트레칭을 더 강조하고 싶다.

많은 사람들이 어깨 스트레칭의 중요성을 잘 모르고, 모르기 때문에 잘 하지 않는다. 하지만 어깨 질환은 초기 단계에서 스트레칭으로 해결할 수 있는 여지가 매우 많다. 따라서 시기를 놓치지 않는다면 스트레칭만으로도 병을 키워 병원에 오는 일을 줄일 수 있다.

아주 간단하지만 자신의 어깨가 스트레칭이 필요한 상태인지 알아볼 수 있는 방법이 있어 소개한다.

오른쪽 페이지에 소개된 〈천사 날개 동작〉을 했을 때 팔꿈치와 손등이 모두 벽에 붙으면 어깨 관절이 유연하다는 표시다. 놀랍게

TIP 천사 날개 동작

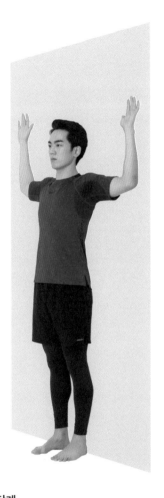

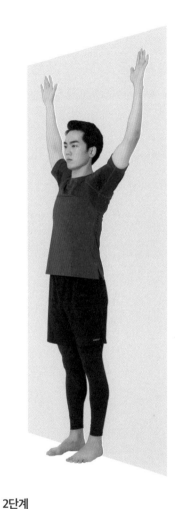

1단계

어깨와 팔꿈치를 직각으로 구부리
고 천사 날개 모양을 만든다. 두 손
등이 벽에 완전히 닿아야 한다.

2단계

1단계가 잘 된다면 벽에 등을 대고
서서 만세 자세를 한다. 이때도 두
손등이 벽에 완전히 닿아야 한다.

도 50대가 넘으면 10명 중 3명이 손등이 벽에 닿지 않는다. 1단계와 2단계 동작 중 어느 하나라도 했을 때 통증이 느껴지고 자세를 취하기 어렵다면 오십견 증상일 수 있고, 오십견이 아니라 할지라도 평소 운동 부족으로 목과 어깨 주변이 경직된 상태라 할 수 있다. 다시 말해 스트레칭이 반드시 필요한 상태라는 것이다.

나 역시 환자들의 어깨 치료가 잘 되었는지 확인하기 위해 자주 천사 날개 동작을 시키곤 한다.

"이제 어깨가 다 나은 거 같아요. 어깨가 아파서 설거지도 하기 힘들었는데 이제는 집안일을 하고 어깨를 돌려도 괜찮아요."

통증이 사라진 것은 잘 된 일이지만, 여기서 주의할 점이 있다. 많은 사람들이 흔히 하는 착각 중 하나가 통증이 느껴지지 않으면 병이 모두 나았다고 생각한다는 것이다. 실은 병이 다 나은 게 아니라, 스스로 의식하지 못한 채 통증이 느껴지지 않을 정도까지만 움직이기 때문에 아프지 않은 것이다. 실제로 본인이 다 나았다고 생각하는 환자들 대부분이 천사 날개 동작 시 손등이 벽에 닿지 않는다. 천사 날개가 제대로 되지 않으면 아직 완치되지 않은 것이라 설명하고 재발을 막기 위해서는 열심히 스트레칭하고 운동해야 한다고 말하면 대부분의 환자가 믿지 못한다.

"이 자세가 되는 사람이 있나요? 원래 안 되는 게 정상 아닌가요?"

그렇지 않다. 천사 날개 자세가 되어야 정상이다. 어깨 가동 범위가 좁다는 것은 그만큼 유연성이 떨어진다는 얘기다. 제한된 범위 안에서만 관절과 근육을 사용하면 지금 당장은 통증이 느껴지지 않을지 모르지만, 순간 가동 범위를 넘어설 때 덜컥 통증이 나타난다. 자신이 천사 날개 동작이 되지 않는다면 굳은 어깨 관절 주위를 풀어 주는 스트레칭을 해야 한다. 이를 통해 어깨의 유연성을 회복했다면, 그 다음엔 근육 강화 운동을 실시해 어깨 근육을 단련해야 비로소 치료가 끝났다 할 수 있다.

어깨
관절 질환

오십견 (유착성 견관절낭염)

오십견은 이름처럼 50대에게만 찾아오는 질병일까? 이제는 많은 사람들이 그렇지 않다는 것을 알고 있다. 오십견이라는 것은 사실 우리가 편의상 쉽게 부르는 이름일 뿐, 정확한 진단명은 아니다. 의학적으로는 유착성 견관절낭염이라 부르는 것이 옳은 표현이다. 어깨 관절을 둘러싸고 있는 관절막에 어떤 원인으로 인해 염증이 생겨 관절막이 두꺼워지면서 쪼그라들고 유착되는 질환을 말한다. 그래서 나이와 상관없이 누구에게나 생길 수 있다.

오십견 환자가 병원을 찾아 가장 흔하게 이야기하는 것은 '몇 달 전 어깨를 삐끗한 뒤 아프기 시작했는데 지금은 어깨를 움직일 수 없을 정도로 통증이 심하다'는 것이다. 어떤 원인으로 통증이 시작됐는데 그 통증 때문에 어깨를 덜 움직이다 보니 점점 더 증상이 심해지는 것이다. 오십견은 이처럼 이차적으로 발생하는 경우가 훨씬 많다. 골절이나 석회건염, 어깨 충돌 증후군과 회전근개 파열, 심지어는 가벼운 염좌나 타박상 이후에도 관리가 잘못되면 발생할 수 있다. 물론 원발성이라고 해서 아무 원인 없이 관절 안에 염증이 생겨 오십견이 시작되는 경우도 있다. 이처럼 오십견의 원인에 대한 가설은 너무 다양해 정확한 원인을 파악하는 것이 거의 불가능하다. 그러나 확실한 것이 하나 있다. 오십견 환자들에게 스트레칭이 가장 중요하다는 사실이다.

"팔을 조금만 움직여도 통증이 이렇게 심한데 어떻게 스트레칭을 하고 운동을 해요?"

검사를 통해 회전근개에 파열이 없거나 그리 심하지 않다는 것이 확인되었다면, 모질게 들리겠지만 자지러질만큼 아프더라도 꾹 참고 스트레칭을 해야 한다. 스트레칭이야말로 오십견 환자에게 가장 중요한 치료법이다.

오십견은 기본적으로 관절막이 수축되고 굳었기 때문에 통증이 발생한다. 그러니 낫기 위해서는 억지로라도 수축된 관절막을 늘려주어야 한다. 아프지 않을 정도로만 살살 스트레칭하는 것은 별 소용이 없다. 관절 가동 범위가 줄어들수록 통증이 심해지므로 최대한 가동 범위를 늘리는 게 목표다. 움직이기 힘든 범위까지 충분히 동작을 해줘야 한다. 다시 한 번 말하지만 약간은 아플 정도, 즉 얼굴을 약간 찌푸릴 정도의 강도로 지긋이 스트레칭해야 한다. 단 주의할 점은 스스로 통증의 정도를 느끼며 범위를 조절해야지 다른 사람의 도움으로 요령 없이 순간적으로 강한 힘을 주어서는 안 된다. 오히려 통증이 더 심해지고 더 많이 굳어 버릴 수도 있다.

통증이 극심해 도저히 혼자서 스트레칭을 할 수 없는 상태라면 약물이나 주사치료로 염증을 가라앉히면서 운동치료를 병행해야 한다. 도수치료 역시 너무 아파 도저히 혼자 운동을 할 수 없을 때 치료사가 운동을 도와 주는 개념이다. 회복을 위해서는 억지로라도 스트레칭을 해야 하기 때문에 통증이 너무 심한 경우 수면 마취를 하고 관절막을 늘려 주는 시술을 하기도 한다. 그 정도로 스트레칭은 필수적인 치료법이다.

어느 정도 팔을 움직일 수 있으면 많이 나았다고 생각해 운동을 그만두는 환자들도 많다. 어림도 없다. 대충 움직일 수 있는 정도가 아니라 사방으로 불편한 느낌 없이 팔을 자유자재로 움직이고 돌릴 수 있어야 한다. 다시 말하지만 천사 날개 동작을 어려움 없이 할 수 있는 수준에 도달해야 한다. 이 정도로 회복되지 않았다면 얼마 가지 않아 다시 오십견이 재발할 수 있다.

회전근개 손상 : 어깨 충돌 증후군에서 힘줄 파열까지

어깨가 아프면 흔히 단순한 근육통이나 오십견을 의심하지만 의외로 회전근개 파열인 경우가 많다. 회전근개는 어깨 관절을 싸고 있는 4개의 근육(견갑하근, 극상근, 극하근, 소원근)을 통틀어 부르는 말이다. 문제는 이 근육과 힘줄이 팔뼈와 어깨뼈 사이를 바짝 붙어 지나가는데 이곳의 공간이 약 10mm 정도로 매우 좁다는 것이다. 이 좁은 공간을 지나갈 때 생기는 마찰로 인해 힘줄 파열이 일어나는 것이다.

힘줄이 파열되었다고 해서 아예 팔을 움직이지 못하는 것은 아니다. 밧줄 몇 가닥이 헤지고 찢어졌다 해도 줄이 완전히 끊어지는 것은 아닌 것처럼 말이다. 힘줄이 파열되지 않고 남아 있는 부분도 있고 다른 근육도 있기 때문에 통증이 느껴지더라도 여전히 팔을 움직일 수는 있다. 회전근개 손상은 대부분 퇴행성 변화로 발생하지만 특히 최근에는 스포츠를 즐기는 젊은 층에서도 환자가 증가하고 있는 추세다.

어깨 충돌 증후군 역시 흔한 질환으로, 이름 그대로 회전근개가 견봉이라고 불리는 위쪽 뼈와 '충돌'하며 염증이 생기고 통증이 발생하는 질환이다. 어깨 충돌 증후군은 대부분의 어깨 질환이 발생하는 시발점과도 같다. 충돌이 너무 많이 생겨 힘줄이 찢어지는 것이 회전근개 파열이고, 어깨 충돌 증후군을 대수롭지 않게 여겨 방치했을 때 그 자체로 통증의 원인이 되고 운동 범위가 줄어들어 오십견이나 석회화건염으로 이어질 수 있기 때문이다.

어깨 충돌 증후군이 의심된다면 힘줄이 견봉에 눌리지 않도록 해야 한다. 턱걸이, 배드민턴이나 테니스의 스매싱 동작, 칼질이나 바닥 청소 등의 강한 힘과 함께 어깨를 반복해 사용하는 동작은 당분간 피해야 한다. 그리고 보다 적극적으로는 견갑골 주변과 등 근육을 강화해 견봉이 회전근개를 누르지 않도록 해 주어야 한다. 무엇보다 중요한 것은 회전근개 자체를 강하게 단련시키는 운동을 꾸준히 하는 것이다.

석회건염

어깨를 전혀 움직일 수 없을 정도로 심한 통증이 나타날 수 있는 어깨 질환 중 하나가 바로 석회건염이다. 응급실을 찾는 몇 개 안 되는 정형외과 질환이기도 하다. 회전근개에 석회가 침착되면서 발생하는 병으로 40~50대에게 비교적 흔하게 발생한다.

석회건염에 대한 가장 큰 궁금증 중 하나는 어깨에 석회기 발견되면 무조건 제거를 해야 하는가 하는 문제일 것이다. 40~50대에 생긴 석회는 통증이 심한 경우도 있지만, 고령의 나이에 생긴 석회는 퇴행성이라 증상이 나타나지 않는 경우도 많다. 결론부터 말하자면, 석회를 제거해야 하느냐 마느냐를 결정하는 기준은 전적으로 증상에 달렸다. 즉, 석회로 인해 통증이나 염증이 계속되는 상태이며 비수술적 치료로 해결되지 않을 때 수술을 고려해 봐야 한다. 증상이 전혀 없다면 영상 촬영 등으로 석회의 존재를 확인했다 할지라도 체외충격파 시술을 통해 석회를 전부 깨 없앨 필요는 없다. 통증이 생겼을 때 치료해도 늦지 않다.

여러 차례 주사치료를 진행했는데도 석회가 사라지지 않는다고 하소연하는 환자도 있다. 석회는 원래 주사를 맞는다고 없어지지 않는다. 주사는 통증을 유발하는 급성 염증을 치료하는 것이 목적일 뿐, 석회를 없애기 위해서는 보통 체외충격파 치료나 심한 경우 수술을 진행한다.

종종 치료를 마친 석회가 어떻게 사라지는 것인지 묻는 환자도 있다. 이때 나는 설탕 덩어리를 물에 녹이는 것을 상상해 보라고 설명한다. 체외충격파 등으로 자극을 주어서 석회를 잘게 부수면 부서진 석회는 몸속에서 자연스레 녹아 사라진다. 만약 석회 덩어리가 너무 단단해서 녹아 없어지지 않는다면 수술을 통해 직접 제거할 수 있다. 물론 이 역시 통증이 지속될 경우에만 해당된다.

석회가 생기는 이유는 굉장히 복합적이고 다양하다. 어깨 사용이 정말 많고, 통증이 반복되어 오랜 시간 어깨 치료를 진행한 경험이 있음에도 석회가 생기지 않는 사람이 있고, 일도 많이 하지 않고 운동도 안 하는 사람이 뜬금없이 석회가 발생해 병원을 찾는 경우도 있다. 즉 석회 자체는 우리가 스스로 예방하거나 예측할 수 없는 요소다. 앞서 이야기한 것처럼 회전근개가 자극을 받지 않도록 평소 바른 자세를 유지하고 회전근개를 강화하는 운동을 하는 것이 석회 발생을 예방할 수 있는 최선이다.

근막통증 증후군

근막통증 증후군은 근골격계의 통증유발점(*통증의 원인이 되는 특정한 근육)에서 시작되는 통증이라고 정의된다. 몸 어딘가에 통증이 있다고 병원을 찾아오는 환자의 절반 정도가 근막통증 증후군이라는 통계가 있을 정도로 매우 흔한 질환이며, 우리 몸 모든 근육에 생길 수 있다. 컴퓨터나 스마트폰을 많이 하는 현대인의 경우 목 주변의 승모근, 견갑거근 그리고 어깨 주변의 극상근, 극하근 등에 아주 흔하게 발생한다. 특히 목과 어깨 주변에 발생하는 근막통증 증후군이 오래 지속될 경우 두통이나 이명, 감각 이상 등의 증상이 생기기도 한다.

다행히 치료법은 간단하다. 통증유발점을 찾아 잘 풀어 주면 된다. 다른 병과 마찬가지로 약, 물리치료, 주사 등으로 통증을 없애는 것은 가능하지만 바르지 못한 자세나 과도한 스트레스, 강도 높은 반복적인 작업 등을 계속하면 같은 부위에 재발하는 경우가 많다. 따라서 치료 후에는 근막통증 증후군이 발생한 원인에 따라 각 근육을 꾸준히 스트레칭하고 올바른 자세를 유지하려는 노력이 반드시 필요하다.

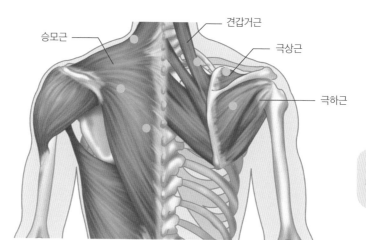

승모근 ─── 견갑거근

극상근

극하근

● 흔한 통증유발점

승모근

목과 등, 그리고 견갑골을 연결하는 삼각형의 큰 근육으로 아주 흔하게 통증
이 발생하는 부위이다. 거북목과 같이 바르지 못한 자세를 오래 유지하거나
컴퓨터, 스마트폰을 장시간 사용하는 경우 고개를 숙인 채로 오랫동안 공부
하거나 책을 읽을 때 앞으로 숙인 머리를 지탱하는 근육인 승모근에 부담이
가 통증이 발생한다.

견갑거근

승모근보다 더 깊은 곳에서 목과 견갑골의 안쪽 끝을 연결하는 근육이다. 목
이 잘 돌아가지 않고 뻣뻣한 증상으로 병원을 찾는 사람들 대부분이 이 근육
에 문제가 있는 경우가 많다.

질환

극상근

견갑골을 만져 보면 위아래를 나누는 기다란 뼈 돌기가 하나 있는데 이 뼈의 상부에 극상근, 하부에 극하근이 위치해 있다. 둘 다 어깨의 움직임에 아주 중요한 역할을 하는 회전근개 근육에 속한다. 극상근 통증은 자세가 좋지 않을 때 잘 발생하지만, 골프나 배드민턴, 탁구, 헬스 등 운동을 갑자기 과하게 했을 때나 순간적으로 삐끗한 경우에도 나타난다. 극상근은 혼자서는 만져서 풀어 주거나 자극을 줄 수 없어 물리치료나 주사치료 등 적극적인 치료가 필요한 경우가 많다.

극하근

극하근에 통증유발점이 생긴 경우, 팔의 위아래에 저린 느낌이 동반되기 때문에 목 디스크로 오인하는 경우가 많다. 하지만 목에 아무런 이상이 없음에도 극하근의 근막통증 증후군으로 인해 팔 저림 현상이 나타날 수도 있다. 따라서 전문의에 의한 정확한 검진과 진단이 필수다. 목 디스크가 있는 경우 근막통증 증후군이 연관되어 생기기도 하므로 목 검사를 함께 받아 보는 것이 좋다.

나의 상태에 꼭 맞는 운동법은 무엇일까?

	근육 강화 운동	스트 레칭	주의점
오십견	X	O	스트레칭이 최우선! 통증이 완전히 사라지고 천사 날개 동작을 할 수 있을 정도로 완전히 회복하기 전까지는 근력 강화 운동은 하지 않는다.
회전근개 파열	O	O	회전근개가 완전히 파열된 상태라면 운동보다는 수술을 통해 회복하는 것이 우선이다. 부분 파열인 경우에는 통증을 잘 달랜 뒤 스트레칭과 근력 강화 운동을 병행한다.
어깨 충돌 증후군	O	O	회전근개와 견갑골 주변 근육을 강화하면 어깨 관절에서 발생하는 충돌을 줄일 수 있다. 꾸준한 운동이 관건!
석회화 건염	△	O	심한 통증이 가라앉으면 오십견 방지를 위한 스트레칭이 필수!
근막통증 증후군	O	O	통증이 심할 때는 스트레칭만 실시하는 것이 좋지만 통증이 사라지면 스트레칭과 근육 강화 운동을 병행해 단련한다.

질환

어깨가 아픈 걸까, 목이 아픈 걸까?

어깨가 뻐근하다 느낄 때 어떤 이는 어깨에 파스를 붙이고, 어떤 사람은 목 스트레칭을 한다. 어깨에 통증이 느껴지는 정확한 이유를 파악하는 것이 애매하고 헷갈리기 때문이다. 하지만 어떤 질환이든 원인을 정확히 파악해야 문제를 해결하고 근본적인 치료가 가능하다. 지금 내가 느끼는 통증은 과연 잘못된 어깨 때문일까, 어긋난 목 때문일까? 그 원인을 찾는 데 도움이 되는 몇 가지 체크 포인트를 소개한다.

☑ 통증 범위

통증의 원인에 따라 통증 범위가 달라진다. 어깨가 원인이면 어깨 앞쪽과 바깥쪽에 통증이 발생하고, 목이 원인이면 목부터 손끝까지 전체적으로 타고 내려가는 팔 저림 증상이 나타나며 더불어 어깨 뒤쪽에 통증이 발생한다.

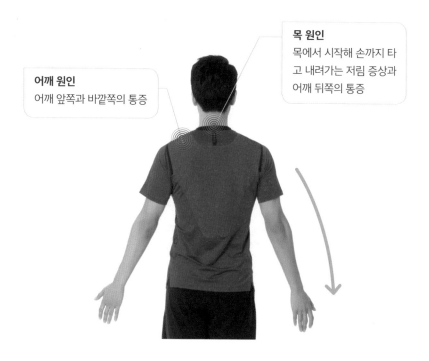

어깨 원인
어깨 앞쪽과 바깥쪽의 통증

목 원인
목에서 시작해 손까지 타고 내려가는 저림 증상과 어깨 뒤쪽의 통증

☑ 통증 자세

만약 어깨에 문제가 있다면 팔을 들어올리거나 뒷짐 자세와 같이 손을 등 뒤로 보내는 자세를 취할 때 통증이 발생한다. 반면 목이 원인인 경우에는 오히려 팔을 들어올릴 때 통증이 줄어든다. 대신 목을 뒤나 옆으로 젖힐 때 통증이 발생할 수 있다.

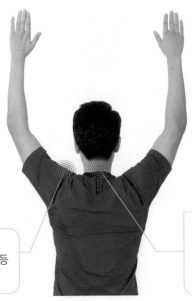

어깨 원인
팔을 올리거나 손을 등 뒤로 할 때 통증 발생

목 원인
팔을 올리면 나아지지만 목을 뒤로 젖힐 때 통증이 발생

☑ 압통 유무

통증의 원인이 목 때문이라면 어깨의 동작으로 인해 통증이 발생하지 않는다. 반면 어깨가 원인인 경우, 어깨를 크게 움직이거나 돌릴 때 통증이 발생하며 어깨 주변 통증 부위를 눌렀을 때에도 통증이 발생한다.

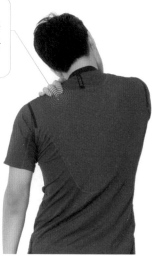

어깨 원인
어깨 주위 통증 부위를 눌렀을 때 아프면 어깨가 원인

어깨
관절 리모델링

	통증이 있을 때
어깨 앞면 스트레칭	**OK**
어깨 외회전 스트레칭	**NO**
어깨 내회전 스트레칭	**OK**
벽 모서리를 활용한 스트레칭	**OK**
회전근개 강화하기	**OK**
천사 날개 운동	**NO**

어깨 앞면 스트레칭

어깨에 문제가 생겼을 때 가장 먼저 불편함을 느끼는 동작은 팔을 앞으로 들어올리는 것이다. 어깨 관절이 굳기 시작하면 귀는 고사하고 얼굴 높이까지 팔을 들어올리는 것도 쉽지 않다. 따라서 어깨 관절을 리모델링하기 위해서는 가장 먼저 팔을 앞으로 들어올리는 동작을 시작하는 것이 좋다. 어깨 앞면을 충분히 풀어 준 뒤 다른 방향으로도 스트레칭을 해 준다.

이 운동의 가장 큰 장점은 장소나 시간에 구애받지 않고 어디서나 자주 할 수 있다는 점이다. 스트레칭 효과를 높이고 싶다면 통증이 느껴지는 쪽 어깨를 따뜻한 수건으로 찜질하거나, 사우나나 목욕을 마친 뒤 몸이 따뜻해진 상태에서 진행한다. 더 편안하게 어깨 관절 가동 범위를 늘릴 수 있다.

스트레칭을 할 때 조금이라도 통증이 느껴지면 스트레칭을 그만두고 아프지 않은 범위까지만 하는 환자도 많다. 증상이 더 악화될까 노파심에 그렇다는 것은 알지만 그러면 스트레칭 효과가 떨어진다. 검사를 통해 힘줄 등의 상태가 튼튼한 것을 확인했다면 스트레칭만으로 찢어지거나 끊어지는 일은 없으니 과도한 스트레칭으로 다칠까 걱정할 필요는 없다. 도저히 늘어나지 않는다는 느낌이 들 때까지 최대한 늘려 보자.

맨손 스트레칭

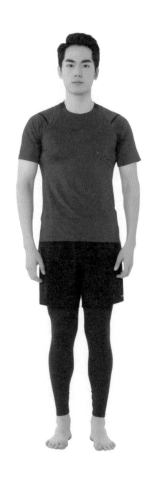

1.

양발을 골반너비로 벌리고 바르게 선다.

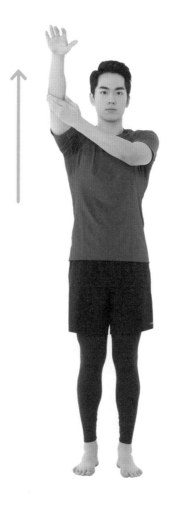

운동 PT

Point

⊘ 마치 쇠젓가락을 구부
리듯 지긋이 누를 것!

2.

통증이 느껴지는 쪽 팔을 최대한 들어올린 뒤 반대쪽 손으로
들어올린 팔의 팔꿈치를 10초간 지긋이 눌렀다 풀어 준다. 좌
우 각 10~20회 반복한다.

막대기 스트레칭

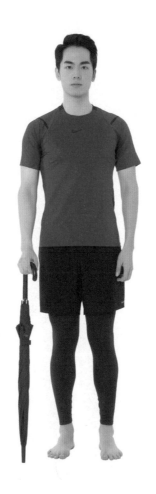

1.

통증이 느껴지는 쪽 손으로 막대기를 가볍게 쥔 상태에서 양발을 골반너비로 벌리고 바르게 선다.

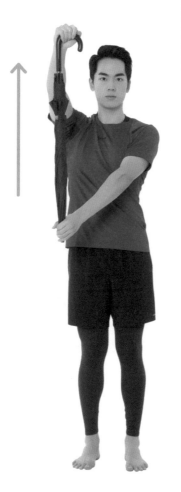

2.

양손으로 막대기 양쪽 끝을 잡고 약 10초간 천천히 위로 들어
올려 어깨 앞쪽을 늘인다. 좌우 각 10~20회 반복한다.

벽 스트레칭

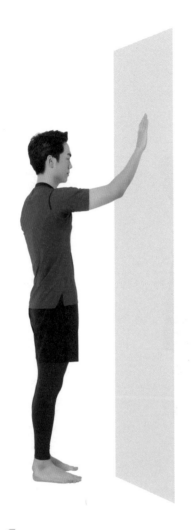

1.

벽을 바라본 상태에서 양발을 골반 너비로 벌리고 바르게 선다. 통증이 느껴지는 쪽 손으로 벽을 짚는다.

2.

벌레가 기어가듯 손가락을 조금씩 위로 움직여 최대한 높이 올린다.

운동

Point

⊘ 손을 높이 뻗을수록
  더욱 효과적이다.

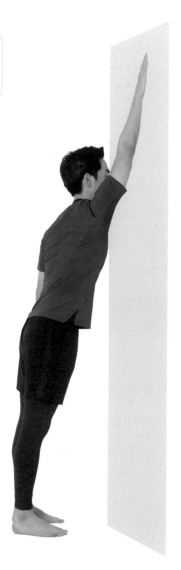

3.

몸무게를 이용해 어깨가 벽에 밀착될 때까지 10초간 지그시
누른다. 좌우 각 10~20회 반복한다.

어깨 외회전 스트레칭

어깨에 문제가 생겼을 때 머리 감기, 머리 빗기, 운전 중 뒷좌석에서 물건 꺼내기 등 간단한 동작도 통증 때문에 할 수 없을 때가 많다. 이 동작들은 모두 어깨 관절이 바깥으로 회전하는 외회전이 필요한 동작들이다.

팔꿈치를 옆구리에 붙인 채 손을 몸통 바깥쪽으로 벌려 보자. 정상적인 상태라면 어깨 관절이 거의 90도 가까이 바깥으로 돌아간다. 그러나 오십견이 심한 사람은 90도는커녕 10도도 벌어지지 않는다. 나는 환자들에게 스트레칭을 권할 때 '하면 좋다'가 아니라 '반드시 해야 한다'고 말한다. 통증이 매우 심한 급성기나 외상성 파열 등의 문제가 아닌 한, 어느 정도의 통증은 참아가며 스트레칭해야 한다.

어깨가 굽었거나 거북목인 경우에도 어깨의 외회전 각도가 크지 않다. 때문에 아직 통증은 없더라도 어깨 외회전 운동을 실천해 자세나 체형을 교정하는 것이 좋다. 필자가 방송에서도 소개한 것으로, 자신의 상태를 확인할 수 있는 아주 쉬운 셀프 체크법이 있다. 거울 앞에서 온몸의 힘을 빼고 편안하게 차렷 자세를 취한 뒤 자신의 손 모양을 체크하는 것이다. 자세가 바른 사람은 앞에서 보았을 때 손등이 아니라 엄지손가락이 보인다. 반면 어깨가 굽은 사람은 어깨와 팔이 안으로 굽어 있기 때문에 손등이 더 많이 보인다. 거울 앞에서 스스로의 상태를 확인해 보자.

문틀 잡고 스트레칭

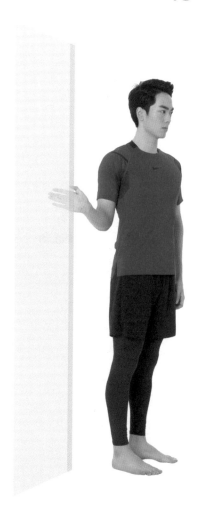

1.

양발을 골반너비로 벌린 상태에서 양팔을 옆구리에 붙이고 바르게 선다. 통증이 느껴지는 쪽 손으로 문틀을 잡은 뒤 바깥으로 회전하는 힘을 느끼며 손으로 문틀을 밀듯 10초간 지그시 스트레칭한다. 좌우 각 10~20회 반복한다.

막대기 잡고 스트레칭

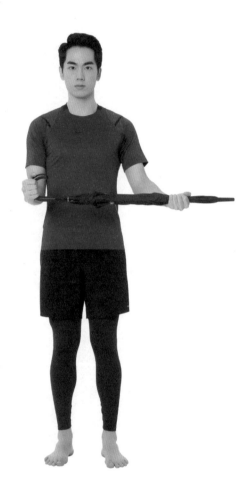

1.

양발을 골반너비로 벌린 상태에서 양팔을 옆구리에 붙이고 바르게 선다. 양손을 어깨너비로 벌리고 막대기의 양쪽 끝을 가볍게 쥔다.

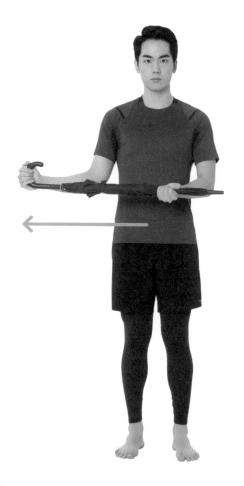

2.

통증이 없는 쪽 손으로 막대기를 10초간 지그시 밀어 통증이
있는 어깨가 바깥쪽으로 회전할 수 있도록 스트레칭한다. 좌우
각 10~20회 반복한다.

어깨 내회전 스트레칭

어깨 관절을 바깥으로 벌리는 외회전 스트레칭을 했다면 이제는 반대쪽으로 내회전하는 운동을 해 주어야 한다. 통증이 심한 오십견 환자의 경우, 뒷주머니에서 지갑을 빼거나 화장실에서 일을 본 후 뒤처리가 힘들다고 호소하는 경우가 많은데, 이와 같은 동작들이 바로 어깨 관절의 내회전이 필요한 움직임이기 때문이다. 그래서 어깨 질환으로 내원한 환자들은 외회전 동작이 불편할 때보다 내회전 동작이 불편할 때 일상생활에서 더 큰 불편함을 느낀다. 하루에도 몇 번씩 화장실에 갈 때마다 자신이 오십견 환자라는 사실을 자각하기 때문이다.

어깨 내회전에 문제가 생기면 대부분 뒷짐 지는 자세를 하지 못한다. 그래서 내회전 스트레칭 역시 아프지만 뒷짐 자세에서 시작한다. 앞에서도 누누이 말했듯 통증이 느껴지지 않을 정도의 스트레칭은 운동의 효과가 거의 없으니 아픔이 느껴지더라도 참고 해야 한다.

내회전 스트레칭 역시 맨손으로 할 수 있지만 막대기나 수건을 사용하면 좀 더 효과적이다. 통증이 느껴지더라도 천천히 반복하다 보면 아픈 쪽 손이 점점 더 높이 올라가는 것을 느낄 수 있다. 증상이 심해 뒷짐을 지는 것조차 힘들다면 막대기나 수건과 같은 도구를 이용한다.

손 스트레칭

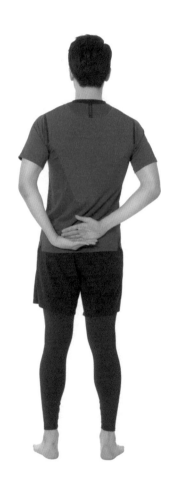

1.

양발을 골반너비로 벌리고 바르게 선다. 뒷짐을 진 상태에서 어깨 통증이 느껴지지 않는 쪽 손으로 통증이 느껴지는 쪽 손을 받친다.

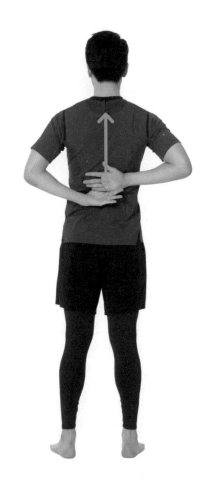

2.

받친 손을 머리 쪽으로 10초간 지그시 밀어올린다. 10~20초 유
지한 뒤 제자리로 돌아와 5초 휴식한다. 좌우 각 10~15회 반복
한다.

수건 스트레칭

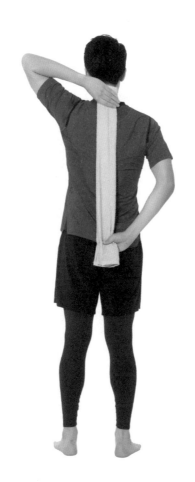

1.

양발을 골반너비로 벌리고 바르게 선다. 통증이 느껴지는 쪽
손을 엉덩이 뒤로 보내고 반대쪽 손을 머리 뒤로 넘겨 수건 양
쪽 끝을 쥔다.

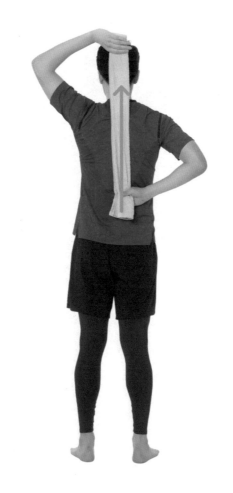

2.

수건을 10초간 지그시 밀어올린다. 10~20초 유지한 뒤 제자리로 돌아와 5초 휴식한다. 좌우 각 10~15회 반복한다.

벽 모서리를 활용한 스트레칭

앞에서 소개한 다양한 방향의 어깨 스트레칭이 어느 정도 완성되었을 때 마무리로 하기 좋은 동작이다. 특히 앞선 스트레칭이 무리 없이 잘 된다고 스스로 생각하는 환자들은 '이 정도면 충분하다'고 생각하며 스트레칭을 그만두는 경우가 많다. 하지만 지금 소개하는 이 동작이 되지 않는다면 완치된 것이 아니다. 따라서 통증이 완전히 사라진 뒤에도 이 동작만큼은 꾸준히 해주는 것이 좋다.

만약 이 동작이 무리 없이 될 정도로 어깨 관절이 유연해졌다면 앞에서 소개한 〈천사 날개 동작〉을 해 보자. 동작에 어려움은 없는지, 양쪽이 별 차이 없이 동일한 상태인지 이 동작을 통해 확인해 보는 것도 좋다. 머리와 등, 엉덩이가 완전히 벽에 닿은 상태에서 양팔을 들어올린 뒤 양손이 벽에 잘 닿는지 확인하고 만약 불편함이 느껴진다면 아직 스트레칭이 더 필요한 상태다. 앞에서 소개한 다양한 스트레칭을 더 진행할 필요가 있고, 특히 지금 소개하는 이 동작을 틈틈이 시행한다.

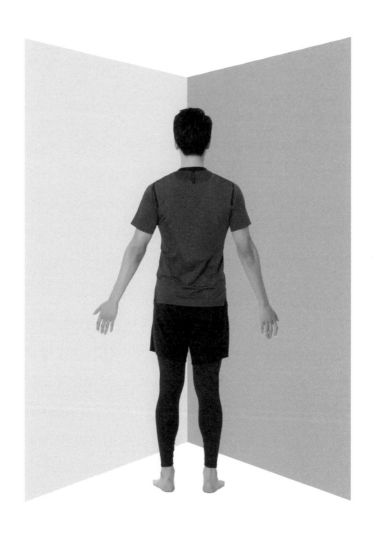

1.

벽면이 만나는 모서리를 바라본 상태에서 두 발을 어깨너비로
벌리고 바르게 선다.

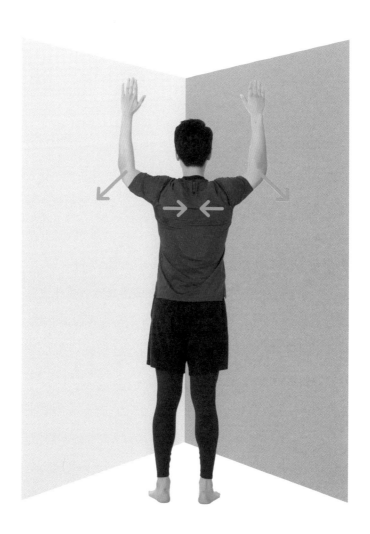

2.

양팔을 90도로 구부린 상태로 벽면을 짚은 뒤 몸을 앞으로 기울이고 가슴을 내밀며 벽을 밀어내듯 어깨를 스트레칭한다. 10~20초간 유지한 뒤 5초간 휴식한다. 10~20회 반복한다.

회전근개 강화하기

치료와 꾸준한 스트레칭으로 어깨 운동 범위가 어느 정도 회복되고 통증도 사라지면 대부분의 환자들이 언제 아팠냐는 듯 아무런 운동도 하지 않던 예전 생활로 돌아간다. 하지만 어깨에 만성 통증이 있어서 오랫동안 고생하고 치료받은 사람일수록 어깨 주변 근육, 특히 회전근개가 약하다. 언제 어떻게 다시 어깨 통증이 재발할지 모른다는 뜻이다.

실제로 어깨 통증에 시달려온 사람들의 MRI를 보면 어깨 주변의 특정 근육들이 작아지고 퇴화된 것을 발견할 수 있다. (p.81 참고) 이렇게 근육이 약해진 상태에서는 어깨 부위에 애매한 통증이 남을 수 있고 조금만 무리해도 다시 통증이 재발하거나 다치기 쉽다.

올바른 스트레칭을 통해 예전처럼 팔을 움직일 수 있게 되었다면 이제부터는 근육 강화 운동을 시작해야 한다. 그렇다고 헬스장에서 무거운 덤벨을 들고 울룩불룩한 어깨 근육을 만들라는 것은 아니다. 극상근이나 극하근 같은 회전근개는 어깨 깊은 곳에 위치한 작은 근육이기 때문에 덤벨이나 무거운 바벨보다는 고무밴드를 이용해 운동하는 것이 더 효과적이다. 가벼운 저항을 느끼며 팔을 앞과 옆으로 들어올리는 것만으로도 어깨 깊숙한 회전근개를 단련할 수 있다.

어깨 앞면 강화하기

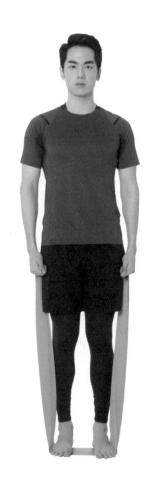

1.

고무밴드를 반으로 나눠 중간을 발로 밟은 뒤 밴드의 양쪽 끝을 가볍게 쥐고 바르게 선다.

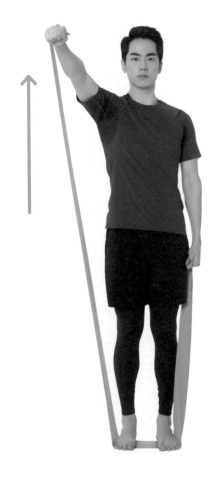

2.

한쪽 팔을 앞으로 뻗어 어깨 높이까지 들어올린다. 밴드의 탄력을 느끼며 2~3초간 유지하고 5초간 휴식한다. 좌우 각 10회씩 3세트 반복한다.

어깨 측면 강화하기

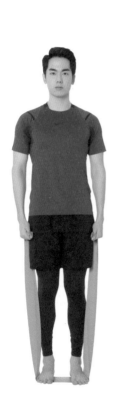
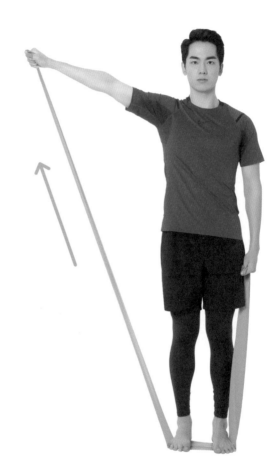

1.

고무밴드를 반으로 나눠 중간을 발로 밟은 뒤 밴드의 양쪽 끝
을 가볍게 쥐고 바르게 선다. 한쪽 팔을 옆으로 뻗어 어깨와 수
평이 되도록 들어올린다. 밴드의 탄력을 느끼며 2~3초간 유지
하고 5초간 휴식한다. 좌우 각 10회씩 3세트 반복한다.

외회전 근육 강화하기

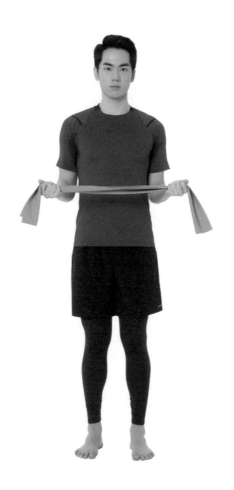

1.

고무밴드의 양쪽 끝을 쥐고 양팔꿈치를 몸통에 붙여 바르게
선다.

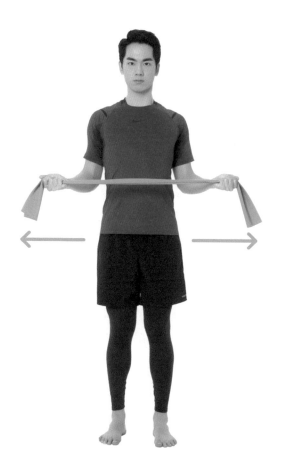

2.

양팔꿈치를 옆구리에 밀착한 상태에서 양손을 양옆으로 힘껏
벌린다. 밴드의 탄력을 느끼며 2~3초간 유지하고 5초간 휴식
한다. 좌우 각 10회씩 3세트 반복한다.

내회전 근육 강화하기

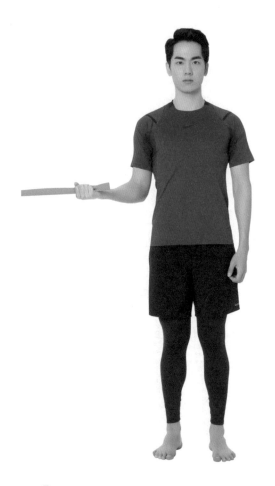

1.

고무밴드를 벽이나 문에 묶은 뒤 밴드의 한쪽 끝을 손으로 쥐고 바르게 선다.

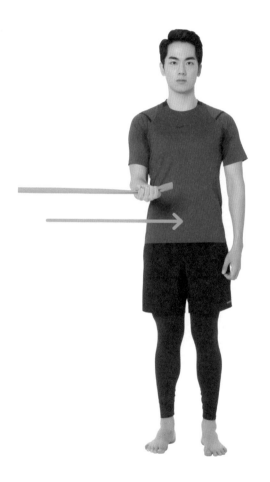

2.

고무밴드를 쥔 손을 배꼽 방향으로 잡아당긴다. 밴드의 탄력을 느끼며 2~3초간 유지하고 5초간 휴식한다. 좌우 각 10회씩 3세트 반복한다.

천사 날개 운동

어깨 관절 리모델링을 위한 마지막 단계이자 언제 어디서든 쉽게 할 수 있는 운동을 소개하겠다. 앞에서도 소개한 바 있는 천사 날개 동작이다. 스트레칭을 통해 통증도 줄였고 회전근개 강화 운동으로 근력도 회복했다면, 또 통증 재발 없이 3~4개월 이상 잘 유지하고 있다면 환자들에게 매일 아침 이 운동을 하라고 당부한다.

벽 하나만 있으면 충분하다. 일단 아침에 일어나면 벽에 등을 대고 천사 날개 운동을 한다. 10~15회 정도 실시하는 데 2~3분이면 충분하다. 일을 하며 어깨가 무겁고 뒷목이 뻣뻣할 때, 잠자리에 들기 전에 실시하면 하루 종일 긴장했던 어깨가 풀리면서 잠도 잘 온다.

컴퓨터 앞에서 하루 종일 일하는 직장인이나 항상 고개를 숙이고 오랜 시간 공부하는 학생들, 그리고 스마트폰 사용 시간이 많은 대부분의 현대인들은 늘 어깨가 무겁고 딱딱하게 굳어 있고, 뒷목이 당기고 아파서 일에 집중이 잘 되지 않는다. 또 늘 묵직한 두통에 시달리고, 심한 거북목인 경우도 많다. 하지만 이 운동을 꾸준히 하면 어느 순간 목과 어깨가 편안해지고 자세까지 좋아진다. 그러니 어떻게 하라고?

"벽만 보이면 달려가서 등을 대고 천사 날개 운동을 하세요."

기본

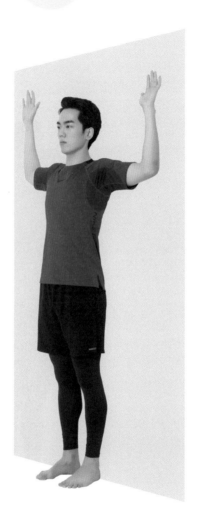

1.

양손과 팔, 머리, 등, 허리, 엉덩이, 종아리, 발뒤꿈치까지 온몸의 뒷면을 최대한 벽에 붙여 바르게 선다. 양팔을 수직으로 구부린 상태로 10초간 유지한 뒤 제 자리로 돌아와 5초간 휴식한다. 10~15회 반복한다.

235

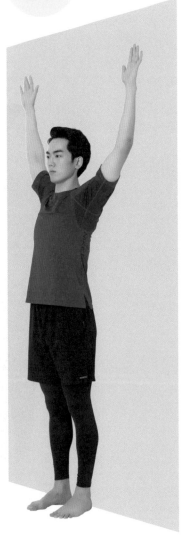

1.

온몸의 뒷면을 벽에 붙인 상태로 바르게 선다. 양팔을 완전히
들어올려 만세 자세를 취한다.

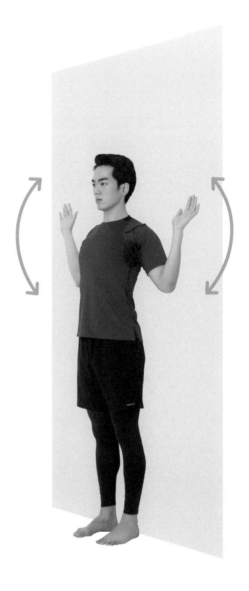

2.

날개짓 하듯 양팔을 최대한 아래로 내렸다 올리기를 천천히 반복한다. 10~20회 실시한다.

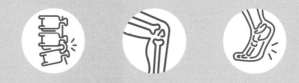

PART 6

팔꿈치·손목·손
관절
리모델링

과사용이
문제다

•
•
•

우리 몸은 동일한 동작을 반복할 때 피로를 느끼고 심하면 통증이 발생한다. 요리나 바느질, 포장 작업 등 손으로 미세한 작업을 많이 하는 사람들은 손가락 관절이 망가지는 경우가 흔하고, 무거운 것을 드는 작업을 반복하거나 라켓을 이용한 스포츠를 과하게 즐기는 사람들은 팔꿈치에 통증이 오는 경우가 흔하다.

사실 통증은 우리 몸을 지키기 위한 일종의 알람과 같다고 할 수 있다. 그래서 통증으로 병원을 찾은 환자들에게 내가 꼭 당부하는 말이 있다.

"통증이 생기면 일단 쉬세요."

많은 사람들이 집중해 일하다 생긴 통증은 쉽게 무시하고 일을 계속 이어간다. 하지만 이런 일이 반복되다 보면 힘줄에 염증이 생기고 미세한 손상이 반복되어 병이 생길 수밖에 없다. 일을 할 때 동일한 동작을 지속적으로 반복해야 한다면 30분마다, 혹은 뻐근한 통증이 올라올 때마다 잠시 쉬면서 손가락이나 손목, 팔 등을 마사지하고 스트레칭해 충분히 풀어 주어야 한다. 한 시간씩 길게 휴식해야 한다고 말하는 것이 아니다. 30초의 짧은 마사지나 스트레칭만으로도 관절과 근육에 피로가 쌓이는 것을 어느 정도 예방할 수 있다.

내가 평소 많이 하는 동작이 어느 근육, 어느 관절에 무리를 주는지 이해하는 것도 필요하다. 해부학적인 구조를 모두 파악하라는 것이 아니라, 통증이 있다면 현재 내가 생활 속에서 자주 반복하는 동작들이 무엇인지, 그중에서 관절에 좋지 않은 동작은 어떤 것인지 정형외과 전문의에게 꼭 물어보길 권한다.

관절 건강에 좋지 않은 동작을 피할 수 있다면 피하는 것이 최선이지만, 도저히 피할 수 없는 상황이라면 어떤 자세가 그나마 관절 건강에 덜 위협적인지 파악해야 한다. 예를 들어 후라이팬을 들 때 손등이 너무 하늘을 향하는 자세로 들고 있다면, 더구나 평소에는 근육 운동을 하지 않아 손목 신전근이 약해져 있는 상태라면 테니스 엘보가 생길 수밖에 없다. 이럴 때는 의도적으로 손바닥이 하늘을 향하도록 후라이팬을 들도록 의식적으로 노력해야 한다. 그래야 테니스 엘보를 피할 수 있다.

무엇보다 좋은 정형외과 의사를 만나는 것이 중요하다. 주사 한

방에 통증을 가라앉혀 주는 의사보다는, 환자의 평소 습관과 자세를 확인하고 잘못된 자세를 교정해 주는 의사를 찾길 바란다. 반복해서 말하지만, 정형외과 질환은 생활 방식의 변화나 내 몸을 리모델링하려는 노력 없이는 해결할 수 없다. 약이나 주사, 물리치료 등에만 의존해서는 치료 효과가 떨어질 수밖에 없으며 재발을 막고 싶다면 반드시 스스로의 노력이 병행되어야 한다.

손목 골절 후에는 오십견을 특별히 주의할 것!

60대 중반의 여성 환자가 병원을 찾았다. 빙판길에서 넘어질 때 손을 잘못 짚어 손목 골절을 입었고 다른 병원에서 치료한 경험이 있다고 했다. 다행히 골절 정도가 심하지 않아서 대략 두 달 정도의 깁스 생활 이후 잘 회복했다고 했다. 그렇다면 도대체 무엇이 문제인 것일까?

"지난주부터 어깨가 너무 아파요. 밤만 되면 쑤셔서 잠도 못 자겠어요."

아침에 일어나서 팔을 들어올리려 해도 통증 때문에 들 수가 없고, 무엇보다 뒷짐을 질 수 없어 화장실 가기가 두려워졌을 뿐만 아니라, 머리를 감거나 빗질을 하는 단순한 동작도 어깨가 아파서 힘들다고 했다. 전형적인 오십견 증상이었다. 이 환자와 같이 손이나 손목의 골절 치료를 받은 후 오십견이 발생하는 경우는 제법 흔한 케이스다.

손이나 팔이 부러졌을 때에는 혹시나 골절 부위가 잘못될까 매우 조심스럽게 생활하게 된다. 그러다 보니 깁스를 하고 있는 2~3개월 동안은 팔을 어깨 위로 들어올릴 일이 줄어든다. 하지만 이렇게 오랜 기간 어깨의 정상적인 운동 범위를 지키지 않고 그저 꼼짝 없이 가만히 지내면, 어깨를 싸고 있는 관절낭이 붓고 염증이 생기면서 두꺼워진다. 결국 관절의 운동 범위는 점점 줄어들게 되고 통증도 점점 심해진다. 오십견이 시작된 것이다.

환자 경험이 많은 의사라면 손목 깁스를 한 환자에게 꼭 강조하는 것이 있다. 규칙적으로 어깨 관절을 움직여 만세 동작을 하라는 것이다. 그래야 골절 치료 끝에 오십견이 따라오는 것을 예방할 수 있다. 부러진 손목이 고생 끝에 겨우 회복되었는데, 생각지도 못한 오십견 때문에 어깨가 아파서 또 몇 개월간 치료를 해야 한다면 얼마나 억울하겠는가?

팔꿈치·손목·손 관절 질환

손목 건초염(드퀘르뱅병), 방아쇠손가락, 손목터널 증후군

손목과 손가락에서 나타나는 통증 질환 대부분은 과사용이 원인이다. 손목 통증 중에서는 손목 힘줄에 염증이 생기는 손목 건초염인 드퀘르뱅(de Quervain)병이 가장 흔하고, 손가락 통증 중에서는 손바닥 손금 위치에서 손가락 굴곡근에 문제가 생기는 방아쇠손가락이 가장 흔하게 나타난다.

손목 건초염과 방아쇠손가락은 통증이 느껴지는 부위만 다를 뿐 비슷한 질환이라고 볼 수 있다. 두 질환 모두 손목과 손가락 관절을 과도하게 사용한 것이 원인으로, 손목 건초염은 손목이 부자연스러운 자세에서 엄지손가락을 과도하게 반복 사용하는 가위질이나 껍질 까기 등을 오래 했을 때 발생하기 쉽다. 방아쇠손가락은 물건을 꽉 쥐는 동작, 예를 들면 손의 힘만으로 무거운 물건을 반복적으로 들거나 오랫동안 환자 간병을 하면서 손을 자주 사용했을 때, 또는 골프 그립을 너무 세게 쥐고 과도하게 운동했을 때도 생길 수 있다.

두 질환의 원인이 비슷한 만큼 치료법도 거의 유사하다. 첫째, 손과 손가락의 사용을 줄이고 휴식을 취한다. 둘째, 틈틈이 스트레칭한다. 셋째, 심한 통증이 있을 때는 부목 등으로 잠시 고정한다. 넷째, 온찜질을 한다. 다섯째, 치료 후에도 통증이 잘 가라앉지 않는다면 주사치료를 받는다. 여섯째, 이러한 다양한 치료를 오랫동안 지속해도 낫지 않으면, 힘줄이 눌리지 않도록 하는 수술이 필요하다.

대부분 이와 같은 방법으로 치료가 가능하지만 초기 통증이 있을 때 제대로 관리를 시작하지 않으면 약물이나 주사로 충분히 치료가 가능한 것을 수술이 필요한 상태로까지 악화시킬 수 있다. 불편함이나 통증이 느껴진다면 빨리 진단을 받고 필요한 스트레칭과 운동법을 배워 틈틈이 실천해야 한다.

통증 부위를 최대한 아끼고 안 쓰는 것이 최선이지만 스마트폰이나 컴퓨터 사용을 완전히 그만두는 것은 불가능하며, 집안일이나 육아와 같은 일은 원치 않는다고 해서 피할 수 있는 일도 아니다. 따라서 손 사용을 줄일 수 없다면 평소 스트레칭을 충분히 해 주는 것이 최선이다. 팔꿈치 엘보나 골프 엘보는 앞서 설명했듯이 건증에 해당되는 질환이기 때문에 스트레칭이나 근육 강화가 무엇보다 중요하다. 반면 손목 건초염이나 방아쇠손가락은 힘줄 자체에 염증이 생긴 건염이기 때문에 일단 쉬어서 염증을 가라앉히는 것이 우선이다.

손목 통증과 관련된 또 다른 질환으로 손목터널 증후군이 있는데, 손목터널 증후군 역시 이론적으로는 과도한 사용이 원인이다. 그러나 손목 건초염이나 방아쇠손가락과 달리 손목터널 증후군은 운동치료가 불가능하다. 손목터널 증후군으로 인한 통증은 일단 휴식을 취한 뒤 따뜻한 물에 손목까지 담그는 온찜질을 하는 것이 도움 된다. 의외로 손 찜질만 해도 통증이 완화된다는 사람들이 많다. 물론 상태가 좋아지지 않는다면 신경이 눌리는 부위에 주사치료를 진행하거나 심한 경우 수술이 필요할 수도 있다.

엘보 : 테니스 엘보, 골프 엘보

"손을 쓰지 말라고요? 그건 불가능해요."

팔꿈치 통증으로 내원한 엘보 환자들에게 통증이 느껴지는 부위를 최대한 사용하지 말라는 이야기를 하면 모두 똑같은 대답을 한다. 테니스 엘보, 골프 엘보로 잘 알려진 팔꿈치 통증은 다른 어떤 요인보다 과사용이 원인이다. 즉, 관절을 너무 많이 사용해서 팔꿈치에 붙어 있는 근육과 힘줄에 미세한 손상과 염증이 생긴 것이다. 그러니 치료에 있어 가장 중요한 부분 역시 팔과 손목을 무리하게 사용하지 않는 것이다. 물론 평생 집안일이나 운동을 하지 말라는 것도 아니고, 1~2주 정도만 움직이지 말라는 것이다. 그런데도 많은 환자들이 이 역시 절대 불가능하다고 대답한다. 하지만 나의 대답역시 한결같다. 무조건 쉬어야 한다. 휴식이 가장 중요한 치료이다.

만약 1~2주 안정을 취하며 소염제나 주사치료를 통해 염증과 통증을 가라앉혔다면, 이제부터는 스트레칭을 해야 한다. 통증이 있으면 우리 몸에서 보호 반응(수축)이 증가하고 이 과정이 오래 지속되면 유착이 생기기 때문이다. 스트레칭이 수월하게 느껴질 정도가 되면 본격적으로 강화 운동도 병행한다. 그래야 다시 일상생활로 돌아가도 통증이 재발할 확률이 줄어든다.

최근 연구 결과에 따르면 팔꿈치 엘보는 염증이 발생하는 건염(tendinitis)보다는 조직이 퇴화되고 약해진 건증(tendinosis)에 해당한다는 의견이 지배적이다. 즉, 염증을 치료하는 소염제 등의 약물보다는 힘줄 자체를 회복시키고 강하게 만드는 근육 운동이 더 중요하다는 뜻이다.

테니스 엘보는 팔꿈치 외측에 붙어 있는 신전근의 문제이므로 팔꿈치 바깥쪽을 스트레칭하고 강화하는 운동을 해야 하고, 골프 엘보는 반대로 팔꿈치 안쪽에 붙는 굴곡근의 문제이므로 안쪽 부위를 스트레칭하고 강화하는 것이 팔꿈치와 손목 관절 리모델링의 핵심이다.

일상생활을 하면서 손과 팔목을 전혀 사용하지 않는다는 것은 불가능하다. 그래도 최대한 움직임을 줄이고, 적어도 무거운 것을 들거나 옮기는 등의 동작을 과도하게 한 날은 스트레칭을 빼먹지 않는 노력이 필요하다.

퇴행성 골관절염

손가락이 아파 찾아온 환자들에게 제일 먼저 묻는 질문이 있다.

"손가락의 몇 번째 마디가 아프세요?"

만약 통증이 느껴지는 부위가 손가락 끝쪽 마디라면 퇴행성 관절염일 확률이 크다. 반대로 손바닥과 가까운 쪽 마디가 여러 군데, 또 대칭적으로 붓고 아프면 자가면역질환인 류머티즘일 수 있으므로 혈액검사를 해 보는 것이 좋다.

30~40대 젊은 환자들은 손가락 마디가 붓거나 아프면 흔히 류마티스 관절염이 아닌지 걱정하며 병원을 찾는다. 젊은 나이에 퇴행성 관절염에 걸릴 것이라는 생각을 쉽게 하지 않기 때문이다. 그러나 컴퓨터 마우스나 스마트폰을 많이 사용하는 사람이라면 젊은 사람들에게도 퇴행성 관절염은 심심치 않게 나타난다. 손가락 관절염도 무릎 관절염과 마찬가지로 관절의 노화로 인해 마디의 연골이 닳는 것이 원인이다. 그렇기에 나이와 상관없이 평소 많이 사용하는 손가락에 붓기나 통증이 나타날 수 있다.

많은 사람들이 손가락이 아프면 손가락을 조금도 움직이지 않고 꼼짝하지 말아야 한다고 생각하는 경향이 있다. 특히 관절염이면 연골이 이미 닳아 있는 상태이므로 더욱더 손가락을 사용하면 안 된다고 생각하고 굉장히 조심한다. 그런데 이미 다른 관절에서도 살펴보았듯이 움직임을 멈추면 오히려 손가락이 더 뻣뻣해진다. 모든 관절은 인대가 끊어지지 않는 한 관절 범위 운동을 계속 해 주는 것이 통증 완화와 회복에 모두 도움이 된다.

손가락 관절염도 무릎 관절염과 마찬가지로 손가락 근력 운동이 필수다. 손가락 근력이 좋아지면 관절에 가해지는 부담이 줄어들 수 있기 때문이다. 이는 류마티스 관절염인 경우에도 마찬가지다. 두 질환의 원인이 다름에도 운동법이 동일한 이유다.

관절염이든 류머티즘이든 손가락 통증이 있다면 스트레칭과 운동을 틈틈이 해 주어야 한다. 특히 손가락을 반복해서 사용하는 일을 할 때는 중간 중간 손을 쫙 폈다가 다시 주먹을 쥐는 동작을 반복해야 관절염 진행을 막을 수 있다.

손이 아픈 사람 중에는 주먹을 꽉 쥐지 못하는 사람이 많다. 주먹을 쥐었을 때 통증이 느껴지니 혹시 더 큰 문제가 생길까 봐 동작을 피하기도 한다. 하지만 무릎이나 어깨와 마찬가지로 관절의 운동 범위가 정상적으로 유지되지 않으면 관절 건강에 더욱 좋지 않다. 손가락 마디마다 원래 가능한 운동 범위를 유지할 수 있도록 최대한 힘껏 폈다 쥐는 운동을 반복하자. 애기들이 하는 잼잼과 같은 동작이라고 이해하면 된다.

더불어 꽤 많은 환자들이 손가락을 꺾어서 딱딱 소리를 내는 습관이 손가락 관절에 미치는 영향에 대한 질문을 하곤 한다. '딱딱' 하는 소리는 손가락 마디를 싸고 있는 관절막 안의 제한된 공간에서 순간적인 압력 변화가 일어나면서 발생하는 소리다. '무조건'이라고 할 수는 없지만 이러한 동작을 반복하는 것은 관절 연골에 과한 스트레스를 주는 행동이므로 점차 연골이 얇아지고 약해질 수 있다. 장기적으로는 조기 퇴행성 관절염을 유발할 수도 있으므로 습관적으로 하는 것은 좋지 않다.

나의 상태에 꼭 맞는 운동법은 무엇일까?

	근육 강화 운동	스트 레칭	주의점
테니스 엘보, 골프 엘보	○	○	건증에 해당되는 질환이므로 스트레칭과 근력 강화 운동 모두 중요하다.
손목 건초염 (드퀘르뱅병), 방아쇠손가락, 손목터널 증후군	△	○	근육 운동은 직접적인 도움이 되지 않는다. 스트레칭이 훨씬 중요하니 틈틈이 실천할 것!
퇴행성 골관절염	○	○	관절 운동 범위가 줄어들지 않도록 꾸준히 스트레칭하면서 악력 운동을 병행하는 것이 좋다.

질환

팔꿈치·손목·손
관절 리모델링

		통증이 있을 때
테니스 엘보	스트레칭	OK
	근육 강화	NO
골프 엘보	스트레칭	OK
	근육 강화	NO
손가락 굽히기		OK
손가락 벌리기		OK
고무공 쥐기		NO

테니스 엘보

팔꿈치 관절은 기본적으로 많이 사용한 것이 통증의 주원인이기 때문에 되도록 손목을 쓰지 않는 것이 좋다. 그렇다고 해서 아무 것도 하지 말라는 말은 아니다. 염증과 통증이 발생하면 기본적으로 해당 부위의 조직이 짧아지는 경향이 있기 때문에 염증과 통증을 가라앉히는 치료를 받는 동시에 스트레칭을 꾸준히 해야 한다. 오랫동안 다리에 깁스를 하고 있다 풀어낸 뒤 발목이나 무릎을 다시 펼 때 엄청난 통증을 경험해 본 적이 있다면 꾸준한 운동의 중요성을 쉽게 이해할 수 있을 것이다.

급성 테니스 엘보가 발생하면 손목을 구부리는 것 자체가 매우 힘들다. 처음부터 강하게 스트레칭하려고 하지 말고 천천히 조금씩 가동 범위를 늘려가야 한다. 아무리 통증기라고 해도 약간 통증이 느껴질 정도로는 손목의 신전근을 스트레칭해야 효과가 있다.

테니스 엘보가 아니더라도 손목의 신전근이 짧아지고 약해지는 경우는 많다. 마우스 사용이 많거나, 오랫동안 타자를 치는 것도 손목이나 손가락 신전근을 반복적으로 사용하는 동작이다. 따라서 이런 작업이 많을 때는 틈틈이 쉬면서 손목 신전근 스트레칭을 해 주면 좋다. 통증기에는 엘보를 불러온 동작은 삼가면서 스트레칭만 하고, 이후 통증이 사라지면 강화 운동을 병행한다.

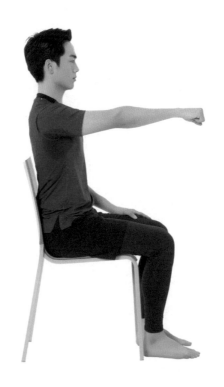

1.

손등이 하늘을 향한 상태에서 가볍게 주먹을 쥔다.

Point

- ⊘ 주먹을 살짝 쥔 상태에서 손목을 아래로 잡아당겨야 짧아진 신전 근이 최대한 스트레칭된다.

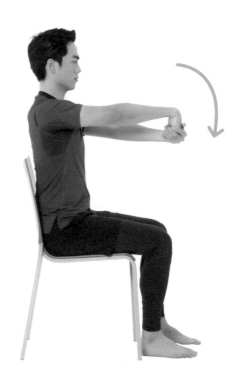

2.

반대쪽 손으로 주먹 쥔 쪽 손목을 바닥 쪽으로 지그시 구부려 10초간 유지한 후 5초간 휴식한다. 좌우 각 10~20회씩 반복 한다.

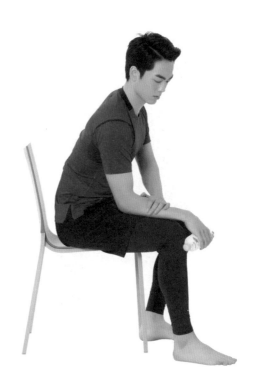

1.

손등이 하늘을 향한 상태에서 아령을 쥐고 허벅지 위에 팔뚝을
올린다.

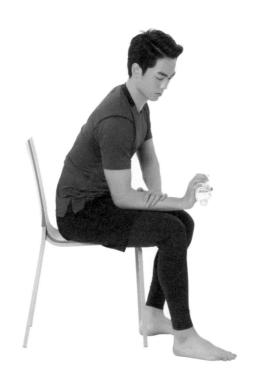

2.

반대쪽 손으로 팔뚝을 잡아 고정한다. 아령을 들어올려 2~3초
간 유지하고 5초간 휴식한다. 좌우 각 10회씩 3세트 반복한다.

골프 엘보

통증으로 고생하고 난 뒤에는 주변 근육도 약해지기 때문에 통증이 사라졌다고 곧바로 예전 생활로 돌아가면 상처 부위에 다시 무리가 갈 수밖에 없다. 따라서 급성 통증기가 지나면 재발 방지를 위하여 꼭 근육 강화운동을 해야 한다. 그러지 않으면 다시 일을 하거나 운동을 시작했을 때 똑같은 부위에 똑같은 문제가 발생할 확률이 높다.

특히 테니스 엘보나 골프 엘보는 재발 확률이 매우 높다. 그러니 약이나 주사의 효과가 얼마나 지속되는지 묻지만 말고 관리를 통해 1년, 2년이 지나도 재발하지 않기 위한 스스로의 노력이 필요하다.

골프 엘보가 심한 사람은 팔꿈치 근처에 손도 대지 못할 정도로 통증이 심한 경우도 있다. 그러나 팔꿈치는 어깨에 비해 운동 범위가 큰 관절이 아니기 때문에 오십견 환자가 운동할 때보다는 수월하다. 그러니 겁먹지 말고 스트레칭부터 시도해 보자.

골프 엘보 환자가 아니더라도 무거운 물건을 반복적으로 드는 일을 하거나, 포장이나 뜨개질, 바느질 등 손을 사용해서 세밀한 작업을 반복적으로 하는 사람이라면 골프 엘보 운동이 통증이나 질환 예방에 도움이 된다.

스트레칭

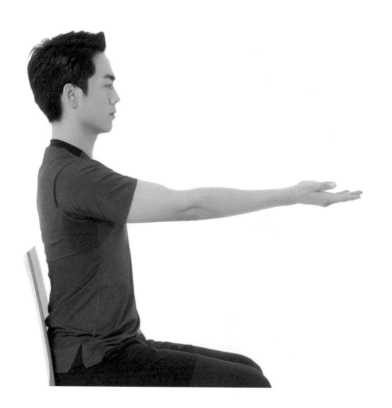

1.

팔을 어깨 높이로 들어올린 뒤 손바닥이 하늘을 향한 상태에서
편안하게 편다.

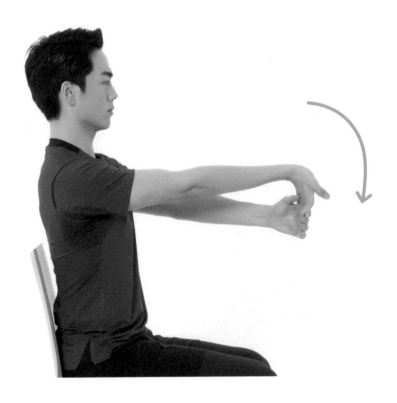

2.

손바닥을 힘 있게 쫙 편 뒤 반대쪽 손을 들어 손목을 바닥 쪽으
로 지그시 구부려 10초간 유지한 후 5초간 휴식한다. 좌우 각
10~20회 반복한다.

근육 강화

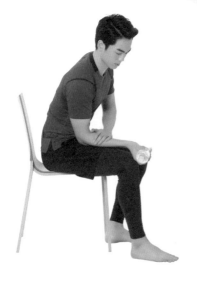

1.

손바닥이 하늘을 향한 상태에서 아령을 쥐고 허벅지 위에 팔뚝을 올린다.

2.

반대쪽 손으로 팔뚝을 잡아 고정한다. 아령을 들어올려 2~3초간 유지하고 5초간 휴식한다. 좌우 각 10회씩 3세트 반복한다.

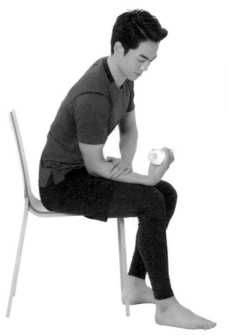

손가락 굽히기

집안일을 많이 하거나, 손가락으로 미세한 작업을 오래하는 경우 나이에 상관없이 손가락 관절염이 생길 수 있다. 실제로 키보드를 많이 치는 사무직 종사자나 게임을 오래하는 사람, 컴퓨터 관련 일을 하는 사람들이 비교적 젊은 나이에 손가락 관절염 증상으로 병원을 찾곤 한다.

그렇다고 무릎 관절염처럼 인공관절 수술이 필요할 정도로 심각한 상태로 진행되는 경우는 드물다. 손가락은 체중을 이겨내고 걸어야 하는 무릎보다는 스트레스가 덜하고 관리도 수월하기 때문이다. 그러나 손가락 관절염도 심해지면 무릎처럼 마디가 붓고, 옆으로 휘는 증상이 나타날 수 있으므로 평소 손을 많이 사용한다면 손가락 굽히기 운동을 자주 해서 손가락 관절염이 더 이상 진행되는 것을 막아야 한다.

손가락 운동 역시 운동 중 통증이 느껴지더라도 관절의 운동 범위를 회복해야 통증이 줄어든다. 그저 손가락을 힘껏 구부리는 것도 굳어 있는 손가락을 풀어 주는 데 효과적이다. 걸어다니면서도 쉽게 할 수 있는 운동이고, 꾸준히 한다면 적은 노력으로 큰 효과를 얻을 수 있는 운동인 만큼 꾸준히 실천한다.

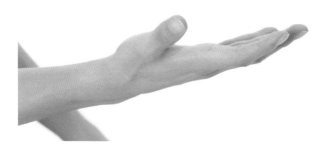

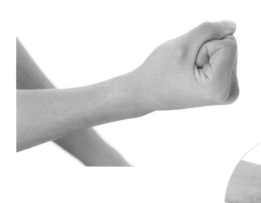

1.

손가락에 힘을 줘 힘껏 펴서 5초, 다시 주먹을 쥐고 5초 유지한다. 좌우 10~20회 반복한다.

Point

✓ 주먹이 제대로 쥐어지지 않으면 반대 손으로 주먹을 감싸 손가락을 눌러 준다.

손가락 벌리기

집안일을 많이 하거나 과도한 컴퓨터 작업으로 손가락 사용이 많은 사람, 나이가 많은 고령의 환자들은 손가락 사이에서 쥐가 나는 증상이 자주 나타난다. 손가락이 자꾸 돌아간다는 증상을 호소하는 경우도 종종 있는데, 이런 경우 바로 앞에서 소개한 〈손가락 굽히기〉 운동과 함께 지금 소개할 손가락 벌리기 동작을 함께 하면 통증과 증상 완화에 도움이 된다.

손가락 근육은 크지 않기 때문에 스트레칭도 매우 쉽고 간단하다. 운동 효과가 있을지 궁금해질 정도다. 우선 다섯 손가락을 쫙 편 뒤 손가락 사이를 하나씩 벌려 준다. 이게 끝이다. 일하는 도중에 한 번씩 내재근 스트레칭을 해도 좋지만 더 좋은 건 세수를 할 때나, 또는 일하다가 잠시 화장실에 가서 따뜻한 물에 손을 담근 채 스트레칭하는 것이다. 따뜻한 물 속에서 손가락 근육이 이완되면서 스트레칭 효과를 높일 수 있으니 시도해 보자.

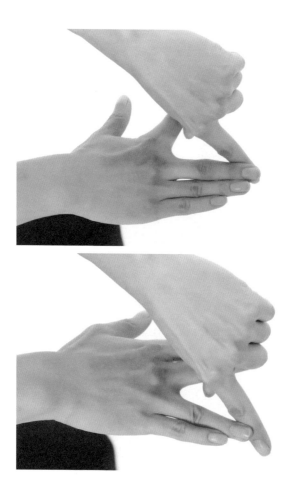

1.

한쪽 손바닥은 바닥을 향한 상태로 쫙 편다. 반대쪽 손으로 집게손가락과 중지 사이, 중지와 약지 사이, 약지와 새끼손가락 사이를 차례대로 벌린다. 각 손가락마다 10초 유지한 후 5초 휴식한다. 좌우 각 10~20회 반복한다.

고무공 쥐기

언젠가부터 잼 뚜껑이나 음료수 뚜껑을 여는 게 부쩍 힘들어졌다면 악력이 약해지고 있다는 신호라 봐도 무방하다. 악력은 보통 전신 근력과 함께 약해지기 때문에 악력을 통해 전신 근력 상태를 예측할 수 있다. 악력이 떨어지는 것을 무심히 넘길 수 없는 이유다.

고무공 쥐기 운동은 평소 운동을 싫어하는 사람부터 나이가 많은 어르신들까지 누구나 쉽게 할 수 있는 운동이다. 좀 더 힘든 운동을 하는 게 더 효과적일 수는 있지만 힘들다고 아예 운동을 하지 않는 것보다는 이렇게 간단한 운동이라도 자주 하는 편이 훨씬 낫다.

준비물은 말랑말랑한 작은 고무공 하나다. 그리고 언제든 손에 쥔 상태로 주먹을 쥐었다 폈다 습관처럼 반복한다. 이 동작만으로도 손가락 관절염을 예방하는 것은 물론, 관절의 유연성도 기를 수 있고, 손의 내재근 강화에도 효과가 있다.

아침마다 손가락이 뻣뻣하거나 손에 쥐가 자주 나는 사람들에게도 이 동작이 도움이 된다. 단, 손목 건초염이나 터널증후군 환자에게는 고무공 쥐기를 권하지 않는다. 이런 질환에는 앞서 소개한 〈손가락 굽히기〉 운동이 더 도움이 된다.

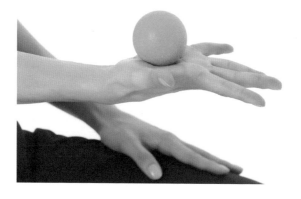

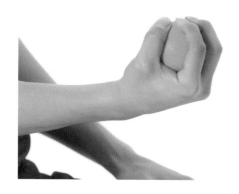

1.

고무공을 손바닥 위에 올려놓고 손가락을 힘껏 폈다 쥐는 동작
을 반복한다. 좌우 각 10~20회 반복한다.

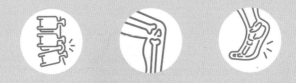

PART 7

발목·발 관절 리모델링

발과 발목은 구조적으로
튼튼한 관절

.
.
.

　발목은 무릎처럼 온몸의 체중을 다 받아 내는 관절이지만 무릎에 비해 퇴행성 관절염 발병이 훨씬 적다. 발목 관절이 'ㄷ'자 모양의 격자 안에 잘 들어가 있어 비교적 안정적이고 관절 연골의 접촉면이 넓으며, 굴곡 신전 외에는 크게 움직임이 일어나지 않기 때문이다. 하지만 튼튼한 구조와 잘 탈이 나지 않는 움직임에도 과도한 체중이나 무리한 운동까지 모두 이겨 내기는 어렵다. 따라서 발과 발목 건강을 위해서 우리가 해야 할 첫 번째 노력은 바로 체중 관리다. 현재 과체중이라면 체중을 줄이는 것이 우선이다.

　발목 관절염은 일을 많이 하는 사람보다는 축구 등 과격한 운동을 하는 사람에게 더 자주 발생한다. 극단적으로 표현하면 축구 선수나 농구 선수 생활을 했던 사람은 모두 발목 관절염이 있다고 보아도 무방할 정도다. 그렇다고 선수가 아니라면 절대 축구나 농구를

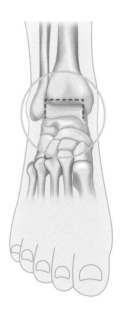

발목의 관절 구조

발목 관절은 온몸의 체중을 받아 내는 데 비해 관절염 발병율이 무릎에 비해 매우 적다. 그림에서 확인할 수 있듯이 'ㄷ'자 모양의 격자 안에 들어가 있는 독특한 구조 덕분에 안정적이고 관절 연골의 접촉면이 넓은 데다 별다른 움직임이 일어나지 않기 때문이다.

하지 말라고 이야기하는 것은 아니다. 만약 발목이나 인대 손상을 입었다면 통증이 사라졌다고 해서 이전과 동일한 강도의 스포츠를 바로 시작하지 말고, 발목 주변의 근육을 꼭 강화한 후 운동을 다시 시작해야 한다.

관절 어딘가를 다쳤거나 염증으로 인해 오랜 기간 통증에 시달리고 치료한 경험이 있다면, 그 관절을 움직이는 근육은 당연히 약해지고 퇴화한 상태다. 관절의 통증이 사라졌다고 해서 결코 다 나은 것이 아니다. 관절의 염증이 치료되어서 통증은 사라졌지만, 약해진 근육이 저절로 다시 강해지지는 않는다. 아무리 발과 발목이 구조적으로 튼튼한 관절이라 할지라도 원래의 기능을 제대로 회복하고, 또 다른 손상을 방지하고 싶다면 주변 근육을 강화하고 리모델링을 위한 운동은 필수다.

바른 자세로
걷는 것이 첫째!

•
•
•

발과 발목이 가장 많이 하는 일이 걷거나 서 있는 것이라는 사실은 너무나 명백하기 때문에 바른 걸음걸이가 얼마나, 또 왜 중요한지는 누구나 쉽게 이해할 수 있다.

우선 자신의 걷는 자세를 한 번 살펴보자. 다른 사람에게 동영상을 찍어 달라고 하거나 걷는 모습을 살펴봐 달라고 부탁해도 좋다. 살펴봐야 할 사항은 3가지다.

첫째, 발을 디딜 때 무릎을 쭉 펴는가?

둘째, 발뒤꿈치부터 땅에 닿는가?

셋째, 발뒤꿈치, 가운데 발바닥, 발가락 순으로 땅을 디디는가?

이 3가지 요소를 모두 충족시켜야 바른 걸음걸이다. 이렇게 걸어야 발바닥에 가해지는 충격과 에너지 소모를 줄일 수 있다. (바른 걸음걸이를 안내하는 자세한 내용은 p.69에 소개되어 있으니 참고한다.) 발바닥 전체가 동시에 바닥에 닿아 터벅터벅 걷거나, 발끝부터 디디는 등 바르지 못한 자세로 걷고 있다면 발과 발목 질환의 원인이 될 수 있다. 오랫동안 바르지 못한 걸음걸이를 유지해 발과 발목을 아프게 만든 것이니 자신의 몸에게 미안한 마음을 가져야 한다.

오랫동안 하이힐을 신거나 평소 자세가 좋지 않은 사람, 장기간 허리나 무릎 통증에 시달려 온 사람은 자신도 모르는 사이 잘못된 걸음걸이를 가지기 쉽다. 발바닥이 아파서 오래 고생한 사람들도 대부분 통증을 피하기 위해 조심조심 걷기 때문에 위에 소개한 바와 같이 순차적으로 구르듯이 걷지 못한다. 우리는 걷지 않고는 일상생활을 이어가지 못하기 때문에 잘못된 걸음걸이를 유지하는 한, 발과 발목 통증에서 벗어날 수 없다.

바른 걸음걸이를 회복하고 통증을 줄이기 위한 운동의 기본 원칙은 다른 부위와 동일하다. 짧아진 근육과 근막은 스트레칭해 늘려주고 약해진 근육은 강화하는 것이다. 잘못된 걸음걸이가 오래 지속되면 종아리 근육이 점점 짧아지고 발바닥 근육을 무리하게 사용하게 되므로 우선 종아리 근육과 발바닥 근육을 스트레칭해 준 후, 발바닥의 내재근을 강화하는 순서로 운동을 진행한다.

발목·발 관절 질환

발목 인대 손상 : 염좌부터 발목불안정 증후군까지

누구나 어렸을 적 한두 번씩은 발목을 삔 경험이 있을 것이다. 발목 염좌는 대부분 별다른 치료를 하지 않아도 저절로 낫기 때문에 많은 이들이 자신이 예전에 발목을 삐었다는 사실조차 기억하지 못한다. 하지만 발목 역시 앞서 설명한 다른 부위들과 크게 다르지 않다. 과연 통증이 사라졌다고 손상된 인대가 모두 회복된 것일까? 인대 손상이 그리 심하지 않은 경우라면 자연 치유되어 정상 상태로 회복할 수 있다. 하지만 인대가 완전 파열에 가깝게 손상된 경우라면 이야기가 달라진다. 물론 이 경우에도 특별한 치료 없이도 시간이 지나면서 통증이 사라질 수는 있지만 결국 인대가 제자리에 회복하지 못해서 기능을 상실한 상태가 될 확률이 높다. 그런데도 우리는 통증이 사라지면 다 나았다고 생각하고 그냥 잊고 사는 것이다.

발목에 약간의 통증이 남아 있거나 불편한 느낌이 있어도 일상 생활에 큰 지장이 없으면 그저 약간의 후유증이라 생각하고 가볍게 넘기는 경우가 많다. 하지만 당장 불편하지 않더라도 주의가 필요하다. 단순한 후유증이 아니라 발목불안정 증후군일 수 있기 때문이다.

발목불안정 증후군은 발목 염좌를 제대로 치료하지 않아 발목 부위의 인대 손상이 회복되지 않은 채 그대로 남아 있는 상태를 말한다. 그래서 한 번 삐끗했던 발목을 자꾸 접질리게 되고 당연히 발목 부위에 은근한 불편감이 늘 남아 있다. 더 큰 문제는 이런 상태가 계속되면 발목 연골에 손상이 생겨 발목 관절염으로 이어질 수 있다는 것이다. 당장 일상생활에 지장이 없더라도 발목 주변 근력을 키우고 유연성을 회복하는 발목 관절 운동을 해야 이러한 상황을 예방할 수 있다.

정형외과 의사로서, 발목을 다쳤다면 대수롭지 않게 생각해 그대로 넘어가지 말라고 꼭 당부하고 싶다. 인대 손상이 어느 정도인지 꼭 정형외과 전문의의 정확한 진단을 받아야 한다. 통증이 줄어든 이후라도 발목에 불안정성이 남아 있지는 않은지 병원에 가 확인해야 한다.

발목을 접지른다는 것은 대개 발목이 안쪽으로 심하게 꺾인다는 의미다. 이는 발목의 구조 때문인데, 이를 보완해 줄 수 있는 종아리 근육 강화 운동인 비골근 운동(p.288 참고)을 꾸준히 하면 도움이 된다.

족저근막염, 아킬레스건염

발뒤꿈치 통증을 호소하는 환자에게 제일 먼저 묻는 것이 있다.

"언제 통증을 제일 심하게 느끼세요? 아침 첫 발을 디딜 때인가요, 어느 정도 걸은 다음인가요?"

일반적으로 첫 발을 디딜 때 통증이 느껴지면 이는 족저근막염 증상일 확률이 높고, 오래 걷고난 뒤 통증이 느껴지면 근육이나 힘줄의 염증일 가능성이 높다.

족저근막염은 족저근막을 많이 사용한 것이 원인이다. 그럼 우리는 언제 족저근막을 사용할까? 발바닥으로 땅을 밀 때다. 즉, 많이 걷고, 뛰고, 오래 서 있는 사람, 특히 체중이 많이 나가는 사람이 족저근막염에 걸리기 쉽다.

이를 해결하기 위해 우선적으로 해야 할 일은 발뒤꿈치 아킬레스건 스트레칭과 발바닥 스트레칭이다. 해부학적으로 족저근막과 아킬레스건은 서로 연결되어 있다는 연구가 많고, 족저근막염으로 오랫동안 고생한 환자들은 아킬레스건이 짧아져 발목을 위로 잘 구부리지 못하는 경우가 많다. 이 상태에서 너무 오랜 시간 걸으면 발바닥에 가해지는 스트레스가 커질 수밖에 없다. 당연히 족저근막염이 잘 낫지 않으며 만약 회복되었다 하더라도 바로 재발하게 된다. 따라서 족저근막염 환자들은 아킬레스건을 늘려 주는 종아리 스트레칭이 필수다.

족저근막염과 비슷한 질환으로 아킬레스건염이 있다. 아킬레스

질환

건은 종아리 근육이 발뒤꿈치 뼈에 연결되는 부위에 위치한 힘줄이다. 족저근막은 발바닥에 있는 근육을 싸고 있는 막으로 이 역시 발뒤꿈치 뼈에 붙어 있고 앞서 말한 대로 이 둘은 서로 연결되어 있기 때문에 아킬레스건에 문제가 생기면 족저근막에도 문제가 생길 확률이 높다. 실제로 아킬레스건이 짧은 환자에게서 족저근막염이 자주 발견된다. 쪼그려 앉기가 잘 안 되는 사람의 경우 발뒤꿈치의 아킬레스건이 짧을 확률이 높으므로 이를 늘려 주는 스트레칭을 자주 해 주는 것이 좋다.

아킬레스 건염에는 근육이 늘어나면서 수축을 하도록 하는 편심성 운동(eccentric exercise)이 좋다. 매일 반복되는 출퇴근길 아주 쉽게 할 수 있는 운동법이 있어 소개한다. 계단이나 에스컬레이터를 이용할 때 계단에 발 앞쪽만을 딛고 선 뒤 발뒤꿈치를 아래로 눌러 주는 것이다. 몸이 내려갈 때 종아리 근육의 길이는 늘어나지만 동시에 근육 자체는 수축하기 때문에 근육과 힘줄 부위가 강해지고 외부 스트레스에 구조적으로 적응할 수 있도록 조직이 강화되는 효과가 있다. 이보다 쉽지만 효과는 확실한 운동이 또 있을까?

무지외반증

무지외반증 환자들이 가장 많이 하는 질문은 반드시 수술을 해야 하는지, 교정기만으로 교정이 가능한지가 아닐까 싶다. 우선 당부하고 싶은 것은 수술을 결정하기까지 정말 많이 고민해야 한다는 것이다. 무지외반증은 수술법만 100가지가 넘는다고 알려져 있을 정도로 의사마다 치료법도 다르고 그 기준도 다르다. 어느 병원에서는 '당장 수술하자'고 하고, 다른 병원에서는 '이 정도면 괜찮다'는 진단을 들을 수 있다. 수술은 결국 의사의 판단에 따라 결정되기 때문에 뭐가 맞고 틀리다 할 수 없다. 하지만 개인적으로는 '발가락 때문에 일상생활이 너무 불편하니 꼭 해결해야겠다'는 상황일 때만 수술을 고려하고 그 외에는 비수술적인 방법으로 증상을 완화하는 게 맞다고 생각한다.

시중에는 엄지발가락에 끼우거나 발가락 사이를 벌리는 교정기들도 많이 출시되어 있다. 이 도구들이 통증이나 증상을 완화하는 데는 도움될 수 있다. 하지만 무지외반증 자체를 영구적으로 치료하는 것은 불가능하다. 그러니 무지외반증을 교정할 수 있냐는 질문에 나는 '불가능하다'고 대답하고 싶다. 다시 말해 '교정'을 한다기보다는 현 상태에서 더 나빠지지 않도록, 적어도 지금 상태를 유지할 수 있도록 도와준다는 게 더 정확한 표현이다. 어떤 교정기가 좋은지 묻는 환자도 많지만 모든 것은 사람과 상황에 따라 다 제각각이기 때문에 확언할 수 없다. 직접 착용해 보고 자신에게 가장 편한 것을 고르는 것이 최선이다.

간혹 발 모양을 예쁘게 만들기 위해 혹은 예쁜 신발을 신고 싶어서 수술을 원하는 환자도 있다. 하지만 무지외반증 수술은 말 그대로 뼈를 깎는 수술이다. 수술 후에 흉터도 남고 하이힐 등 불편한 신발을 신기 어려운 경우가 많다. 그러니 이 모든 점을 고려해서 수술 여부를 결정해야 한다. 단도직입적으로 말하면 수술을 한다고 해도 자신이 기대한 미용 효과를 100퍼센트 얻기는 힘들다.

무지외반증을 완전히 정상인 상태로 교정할 수 있는 방법은 없다. 치료의 목표는 모양 교정보다는 증상과 통증 완화에 두어야 한다. 수술 여부와 상관없이 높은 하이힐과 발볼이 좁은 신발은 피하는 것이 우선이고 굽이 있는 신발을 신고 싶다면 하이힐보다는 통굽이 낫다. 발가락 스트레칭도 무지외반증으로 인한 통증이나 불편함을 줄이는 데 도움이 된다. 시간이 날 때마다 엄지발가락을 잡고 바깥쪽에서 안쪽으로 30초씩 당기며 스트레칭하는 것으로 충분하니 꾸준히 실천하도록 하자.

나의 상태에 꼭 맞는 운동법은 무엇일까?

	근육 강화 운동	스트 레칭	주의점
발목 인대 손상	△	✕	발목을 삔 직후에는 약 일주일 정도 발목을 고정하고 안정하는 기간이 필요하다. 따라서 손상된 인대에 직접적인 스트레스를 주는 스트레칭은 NO! 통증이 가라앉은 후 서서히 근육 강화 운동을 시작해 발목을 안정화한다.
족저근막염/ 아킬레스건염	○	○	스트레칭으로 짧아진 족저근막과 아킬레스건을 늘려 주는 것이 POINT! 종아리 근육 스트레칭과 근육 강화 운동 모두 아킬레스건염에 도움 된다.
무지외반증	△	○	엄지발가락을 안쪽으로 당겨 스트레칭하는 것이 도움이 되므로 수시로 해줄 것!

발목·발
관절 리모델링

	통증이 있을 때
종아리 스트레칭	OK
종아리 근육 강화 운동	NO
발바닥 근육 스트레칭	OK
발바닥 근육 강화 운동	NO

종아리 스트레칭

종아리에는 계단을 걸어 올라가거나 하이힐을 신었을 때 하트 모양으로 볼록하게 튀어나오는 비복근과 그보다 더 안쪽에 위치한 가자미근이 자리잡고 있다. 비복근은 발뒤꿈치에서 시작해 발목 관절과 무릎 관절을 지나가는 근육으로 바깥쪽에 위치해 있어 겉에서도 잘 보인다. 반면 가자미근은 비복근보다 더 안쪽에 위치한 근육으로, 발뒤꿈치에서 시작해서 발목 관절과 비복근 아래를 지나 종아리뼈 윗부분에 붙어 있다.

하루 종일 오래 서서 일하거나 많이 걸어 다녀야 하는 사람들은 이 종아리 근육들이 쉽게 수축된다. 종아리 근육이 수축하면 다리가 뻐근하고 뻣뻣해지며 심하면 통증이 나타날 수 있다. 발목 꺾임에도 제한이 와서 잘못된 걸음걸이로 걷게 되고 결국 족저근막염으로 이어질 수 있다. 따라서 족저근막염 환자들에게 종아리 스트레칭은 매우 중요하다. 아킬레스건염이 있는 사람도 종아리 스트레칭과 함께 종아리 근육 강화 운동을 반드시 병행해야 재발을 막을 수 있다.

앞에서 소개한 계단이나 에스컬레이터에서 수시로 할 수 있는 종아리 스트레칭 역시 종아리 건강에 도움이 되니 꾸준히 실천하도록 하자.

운동

비복근 스트레칭

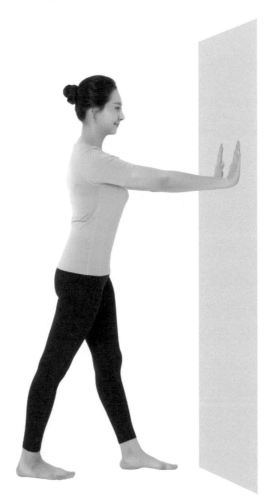

1.

벽을 바라본 상태에서 통증이 느껴지는 쪽 발을 한 발자국 뒤로 빼고 양발바닥 전체를 바닥에 붙여 바르게 선다. 양손으로 벽을 편안하게 짚는다.

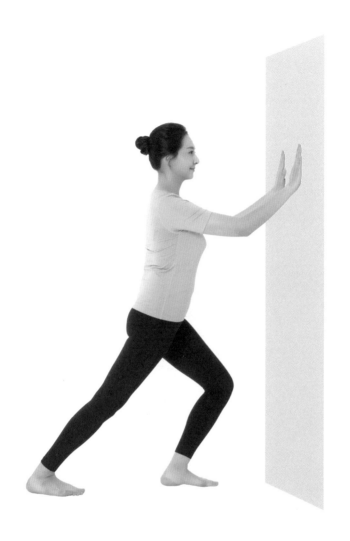

2.

뒤쪽 다리의 무릎을 곧게 편 상태에서 종아리가 당기는 느낌이
들 때까지 몸을 앞으로 숙인다. 10초간 유지한 후 5초간 휴식
한다. 좌우 각 10회 반복한다.

가자미근 스트레칭

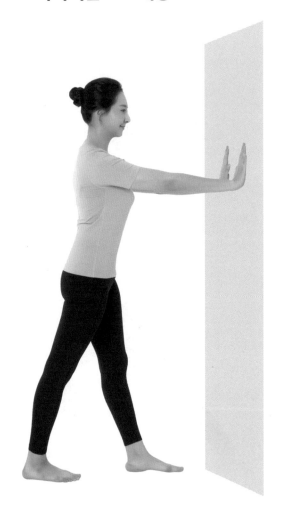

1.

벽을 바라본 상태에서 통증이 느껴지는 쪽 발을 한 발자국 뒤로 빼고 양발바닥 전체를 바닥에 붙여 바르게 선다. 양손으로 벽을 편안하게 짚는다.

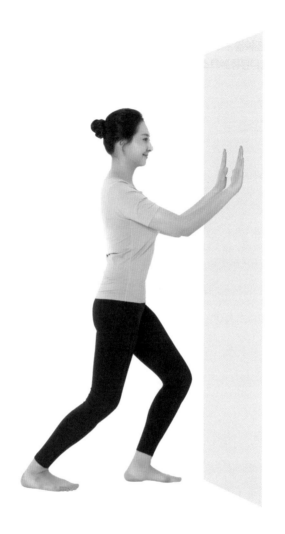

2.

뒤쪽 다리의 무릎을 살짝 구부린 상태에서 종아리 안쪽 깊은 곳이 당기는 느낌이 들 때까지 몸을 앞으로 숙인다. 10초간 유지한 뒤 5초간 휴식한다. 좌우 각 10회 반복한다.

종아리 근육 강화 운동

언젠가 TV에서 씨름 선수였던 강호동과 이만기 선수가 자신의 종아리 근육을 자랑하는 것을 봤을 것이다. 종아리 알통이 두꺼운 것이 뭐 그리 대단할까 생각하는 사람도 있겠지만, 건강의 관점에서 종아리는 굵으면 굵을수록 좋다.

게다가 종아리 둘레로 근감소증을 간단하게 진단할 수 있다. 종아리 둘레가 굵다는 것은 몸에 근육량이 충분하다는 표시이고 둘레가 가늘어질수록 근육이 감소하고 있다는 표시다. 또 종아리는 제2의 심장이라 불리기도 하는데, 하체로 내려온 혈액을 종아리 근육이 수축하면서 심장으로 다시 밀어올리는 작용을 하기 때문이다. 따라서 종아리는 굵으면 굵을수록 우리 몸에 좋다.

종아리는 발목이 약해서 자주 삐는 사람들이 꼭 단련해야 하는 부위이기도 하다. 발목을 다친 후 치료를 통해 통증이 사라졌다고 해도 치료 기간 동안 발목을 사용하지 않았기 때문에 발목을 안정화하는 근육, 특히 종아리 바깥쪽의 비골근이 퇴화하고 약해진다. 문제는 비골근이 약해진 상태에서는 약간만 발목을 삐끗해도 발목이 심하게 꺾여 더 쉽게 부상을 입는다는 점이다. 따라서 발목을 한 번이라도 다쳤던 사람, 특히 발목을 쉽게 자주 삐는 사람이라면 비골근 강화 운동이 반드시 필요하다.

비골근 강화 운동

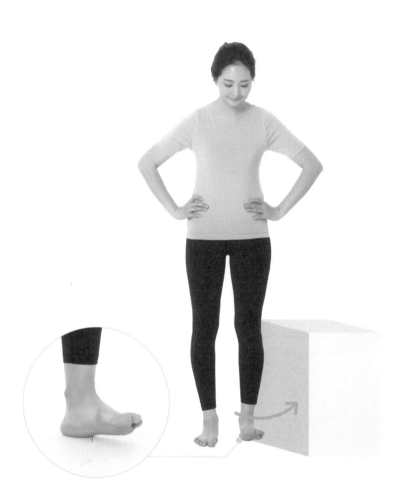

1.

양발을 골반너비로 벌리고 바르게 선다. 벽이나 책상다리에 발의 바깥면을 댄다. 발끝을 살짝 들어 바깥쪽으로 힘껏 밀어 내며 10초간 유지한 후 5초간 휴식한다. 좌우 각 10회 반복한다.

발바닥 근육 스트레칭

기본적으로 발이 아프면 걷는 자세가 나빠지고 자연스레 무릎, 골반, 허리까지 연쇄적으로 나쁜 영향을 줄 수 있다. 발에 통증이 느껴질 때는 발만의 문제라 생각할 것이 아니라 몸 전체에 미칠 영향을 생각해 적극적으로 관리하고 치료해야 한다. 특히 족저근막염으로 고생 중이거나 과거에 호되게 고생해 재발에 대한 걱정이 있다면 종아리 스트레칭은 물론, 발바닥 근육도 적극적으로 풀어 줘야 한다. 많이 걷거나 오래 서서 일한 날, 혹은 일하는 사이사이 발바닥 스트레칭을 해 주면 피로를 푸는 데 도움이 되고 발이나 종아리가 붓는 것도 피할 수 있다.

발바닥 통증이 있는 사람은 발바닥을 눌렀을 때 특히 더 아픈 부분이 있고 딱딱한 띠처럼 만져지는 부분이 있다. 바로 그 부위가 집중적으로 관리해 주어야 하는 부위다. 발밑에 공이나 빈 병 등을 놓고 굴려도 좋고 손으로 아픈 부위를 꾹꾹 눌러 가며 집중적으로 풀어도 좋다. 발목 유연성이 좋다면 발끝으로 서서 앉는 방법이 스트레칭 효과가 가장 크다.

다른 부위와 마찬가지로 핫팩이나 족욕 후 발바닥 근육이 이완된 상태에서 진행하면 스트레칭 효과를 높일 수 있으며 빠른 속도로 여기저기 옮겨가며 누르는 것보다는 지그시 깊게 눌러 10초 정도 유지하는 것이 요령이다.

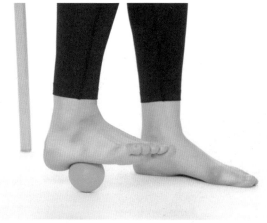

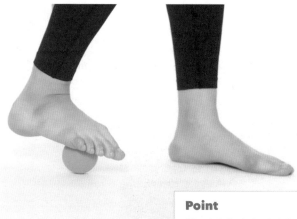

Point

ⓥ 의자에 앉아 실시하면 더욱
안전하게 마사지할 수 있다.

1.

단단한 야구공이나 테니스공, 빈 병 등을 발밑에 놓고 굴리며 근
육을 풀어 준다. 아프거나 딱딱하게 굳은 부위는 10초 정도 지그
시 눌러 집중적으로 마사지한다. 좌우 각 5~10분씩 실시한다.

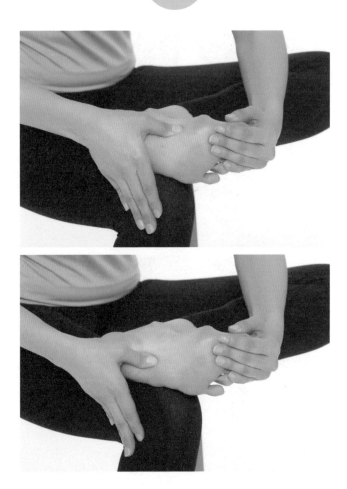

1.

한 손으로 발가락을 감아쥐고 발끝을 몸쪽으로 당긴다. 반대쪽 손으로 발바닥 전체를 꾹꾹 누르며 마사지한다. 아프거나 딱딱하게 굳은 부위는 10초 정도 지그시 눌러 준다. 좌우 각 5~10분간 실시한다.

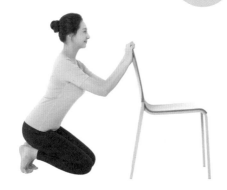

3단계

Point
- ✔ 발바닥이 스트레칭되는 감각을 느끼며 스스로 강도를 조절한다.

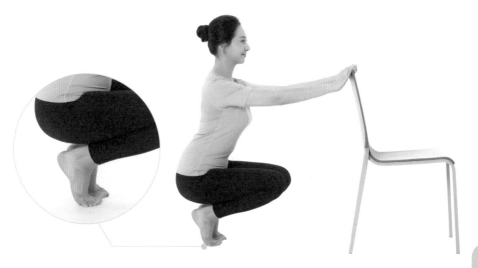

1.

의자를 편안히 잡고 깊게 쪼그려 앉는다. 무릎을 바닥에서 떼고 발꿈치를 최대한 위로 들어올려 발끝으로만 바닥을 디디고 앉는다. 발바닥 근육 전체가 강하게 늘어나는 것을 느끼며 10초간 유지한 후 5초간 휴식한다. 5~10회 실시한다.

발바닥 근육 강화 운동

발바닥 스트레칭을 했다면 이제는 발바닥 근육을 강화할 차례다. 다행히 발바닥 근육 운동은 우리 몸의 어떤 부위보다 그 방법이 훨씬 쉽고 간단하다. 발바닥에는 수많은 작은 근육들이 존재하는데 그중 하나가 바로 내재근이다. 내재근은 발바닥의 아치를 유지하는 역할을 하는 근육으로, 발바닥의 아치는 서 있거나 걸을 때 체중으로부터 오는 충격을 흡수한다. 때문에 이 아치가 무너지면 통증이 발생하는 것이다.

내재근은 아치를 유지하는 것 외에도 마치 운동화의 에어와 같은 역할도 한다. 우리가 걸을 때 발바닥으로 가해지는 충격을 흡수하는 것이다. 때문에 내재근이 약하면 조금만 걸어도 발이 쉽게 피로해지고 통증이 발생할 수 있다. 평소 발바닥에 통증이 있거나 조금만 걸어도 피로감이 높은 사람은 발바닥 내재근을 강화하는 운동을 꼭 해야 한다. 바른 걸음걸이는 전신 관절의 기본이며, 바른 걸음걸이의 기본은 튼튼한 발바닥 근육이라는 사실을 기억하자.

수건 끌어오기

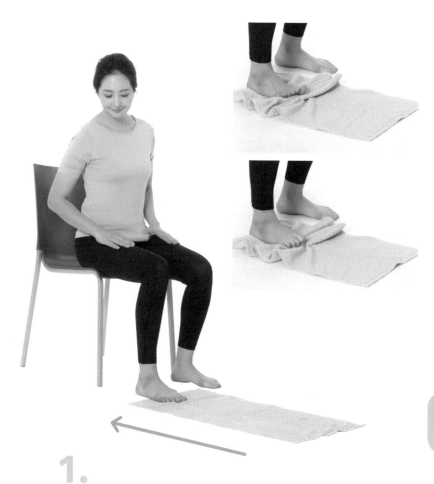

1.

의자에 허리를 펴고 바르게 앉는다. 앞쪽 바닥에 수건을 넓게 펼쳐 놓는다. 발가락을 굽혀 수건의 한쪽 끝을 조금씩 쥐어 끝까지 당겨 온다. 좌우 각 5~10회 반복한다.

2단계 **구슬 옮기기**

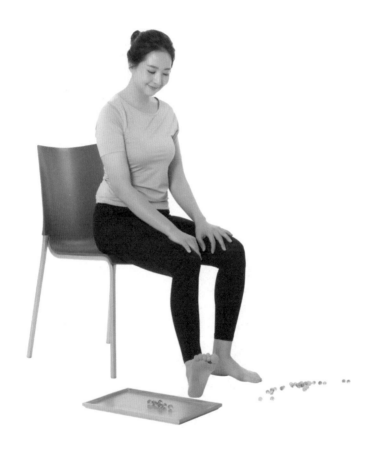

1.

의자에 허리를 펴고 바르게 앉는다. 앞쪽 바닥에 작은 구슬이
나 자갈 등을 약 20개 흩어 놓는다.

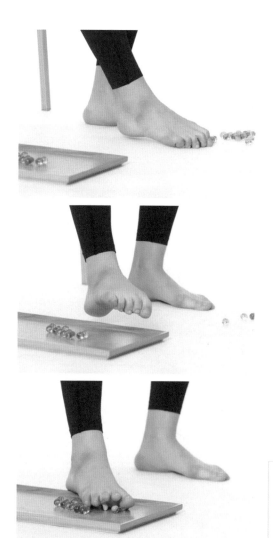

Point

⊘ 너무 집중해 허리가
구부러지지 않도록
주의한다.

2.

발가락으로 구슬을 하나씩 쥐어 그릇에 모두 옮
겨 담는다. 좌우 각 5~10회 반복한다.

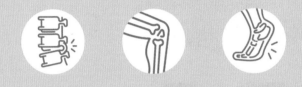

PART 8

골반
관절
리모델링

척추와 다리를 잇는
우리 몸의 중심부

• • •

골반은 위로는 척추와 상체, 아래로는 하체로 이어지는 말 그대로 우리 몸의 중심부에 해당하는 매우 중요한 부위다. 우리 몸에서 가장 큰 관절이기도 하며, 관절 주변부의 근육 역시 많은 편이다. 또한 구조적으로도 비교적 튼튼한데, 고관절은 큰 공이 소켓에 쏙 들어가 있는 듯한 모양을 띠고 있어 우리 몸의 체중을 모두 받아 내고 있음에도 무릎만큼 관절염이 흔하게 발생하지도 않는다. 또한 고관절 주변부의 근육들의 크기 역시 크고, 굵은 혈관들로부터 공급 받은 혈액의 순환도 좋아 회복력이 좋은 부위이기도 하다. 대신, 서 있거나 걸을 때 등 일상적인 활동을 할 때 끊임없이 사용하는 부위이기 때문에 근막통증 증후군이나 점액낭염, 석회건염 등이 흔하게 발생한다.

최근에는 엉덩이가 아프다며 혹시 무혈성 괴사증이 아닌지 걱정하는 환자들이 자주 병원을 찾는다. 그렇게 흔한 질환이 아닌데도 인터넷이나 TV 등에 자주 소개되어 대중에게 친숙해진 탓이라 생각한다. 무혈성 괴사증은 넓적다리뼈인 대퇴골의 머리 부분인 대퇴골두에 혈액 공급이 원활하게 이루어지지 않아서 연골과 뼈가 약해지고 결국 주저앉아 통증을 일으키는 질환이다. 장기간 술이나 스테로이드 등의 약을 복용했을 때 생길 수 있다.

많은 사람들이 무혈성 괴사증에 걸리면 '뼈가 썩는' 증상이 나타날 것이라 생각한다. 이는 무혈성 괴사증에 대한 가장 큰 오해 중 하나다. 아마도 '괴사'라는 이름에서 오는 오해일 것이다. 하지만 아무리 무혈성 괴사증에 걸린 환자라도 뼈가 썩는 증상은 나타나지 않는다. 차라리 혈액 공급이 부족한 부분의 뼈가 약해지고 푸석푸석해진다는 표현이 더 정확하다. 게다가 무혈성 괴사증 역시 초기에 발견해 치료하고 체중 조절이나 금주, 스테로이드 약 조절 등과 같은 생활 관리를 하면 더 이상의 진행을 막을 수 있으므로 너무 두려워할 필요는 없다.

마지막으로, 무혈성 괴사증이 엉덩이 주변 통증을 일으키는 원인으로 작용하는 케이스는 매우 드물다. 오히려 뒤에 이야기할 점액낭염이나 근막통증 증후군 등이 훨씬 더 흔하게 발생하는 질환이며 이 질환들로 인해 엉덩이 통증이 나타나는 경우가 훨씬 많다. 그러니 괜한 걱정부터 할 필요는 없다.

골반 역시 다른 부위와 마찬가지로 통증이 생겼다면 반드시 병원을 내원해 정확한 진단을 받아야 한다. 정확한 진단에 맞춰 치료와 관리를 병행한다면 어떤 관절 질환이든 초기에 잡을 수 있다는 사실을 기억하자.

골반 위치가
척추 건강을 좌우한다

·
·
·

골반이 삐뚤어지면 상체나 하체 관절에도 영향을 미친다는 말을 많이 들어 봤을 것이다. 물론 골반뿐 아니라 다른 부위도 서로 영향을 주고받긴 하지만 골반은 우리 몸의 중심부이자 상체와 하체의 연결 부위라는 위치적 특성 때문에 우리 몸 전체 관절에 미치는 영향이 매우 큰 것 또한 사실이다.

척추는 골반 위에 '알파벳 S'자 모양으로 세워져 있다. 그런데 주춧돌이라 할 수 있는 이 골반이 정상 위치를 벗어나 앞으로 숙여질 수도 있고, 뒤로 숙여질 수도, 또는 좌우로 기울어질 수도 있다. 그리고 이와 같이 골반이 정상 자세를 벗어나게 되면 자연스레 척추의 S자 라인 역시 무너진다. 골반의 자세에 따라 골반과 연결된 척추가 직접적으로 영향을 받기 때문이다. 골반이 앞으로 숙여진 경우에는 척추 전만이 심해지고(S라인이 심해지고), 뒤로 과도하게 젖혀졌을 때는 척추 전만이 소실되어 S라인이 일자에 가깝게 펴진다. 골반이 좌우로 비뚤어지면 척추 측만이 심해질 수도 있다. 결국 골반이 정상 자세를 벗어나면 요추, 흉추, 경추, 머리를 타고 올라가면서 모든 부위에 영향을 미치게 되고, 어깨가 앞으로 굽거나, 일자목, 혹은 거북목이 발생하는 결과로 이어질 수 있는 것이다. 골반의 바른 자세가 척추 건강에 있어 매우 중요한 요건인 셈이다.

그렇다면 골반 관절이나 근육을 망치는 자세는 무엇일까? 쉽게 생각하면 된다. 골반은 체중을 이겨 내는 아주 큰 관절이자 큰 근육들이기 때문에 좌우 양쪽을 동일하게 사용하지 않고 어느 한쪽으로만 자주 사용하거나, 삐딱해진 상태를 오래 방치하면 한쪽에만 심한 스트레스가 가해진다. 그 결과, 근육이 긴장하고 뭉치고 통증이 생겨 난다.

특히 골반 리모델링을 위해서는 다른 부위와 달리 신경 써야 할 것들이 있는데, 골반 주변 근육의 크기가 크기 때문에 짧아진 근육을 다시 늘리는 스트레칭이 많이 힘들고, 또 다시 정상 상태로 되돌리기까지 오랜 시간이 걸린다는 것이다. 더불어 약해진 근육을 다시 키우는 것 역시 많은 시간이 걸리는 만큼 인내심을 갖고 꾸준히 노력해야 한다.

골반
관절 질환

고관절 점액낭염

엉덩이가 아파서 걷기 힘들거나 양반다리로 앉았는데 한쪽 고관절이 아플 때, 혹은 오래 앉아 있으면 엉덩이 주변 전체가 아프고 다리가 저릴 때가 있다. 이런 증상이 나타났을 때 많은 이들이 가장 먼저 생각하는 질환은 허리 디스크다. 그런데 이런 증상으로 병원을 찾는 환자들 중에는 고관절 점액낭염인 경우가 의외로 흔하다.

뼈의 돌출부나 근육과 근육 사이에는 마찰을 줄이기 위해 물주머니 같은 점액낭이 존재한다. 고관절 주위에도 앞쪽 장요근 아래, 허벅지뼈 위쪽 튀어나온 뼈인 대전자부 옆, 뒤쪽 좌골 아래에 3개의 점액낭이 위치해 있다. 점액낭염이란 이 점액낭에 염증이 생긴 질환이다. 이 부위를 너무 많이 사용하거나 물리적으로 지속적인 자극이 가해졌거나, 오랫동안 잘못된 자세를 유지했거나, 척추가 좋지 않아서 골반과 다리 사용이 불편한 경우에 발생할 수 있다.

다행히 점액낭염은 단순히 염증이 발생한 것이기 때문에 초기 단계에 병원을 방문해 적극적으로 치료를 받으면 금방 나을 수 있다. 그러나 모든 질환이 그렇듯 적절한 치료 없이 그대로 방치하면 만성화가 진행되어 치료가 잘 되지 않고 몇 개월씩 통증으로 고생할 수 있다. 심한 경우, 한 발자국도 걷지 못하겠다며 침대나 휠체어에 실려 오는 환자들도 있다.

점액낭염의 재발을 막으려면 평소 자세를 바르게 유지하고 틈틈이 고관절 스트레칭을 해 주는 것이 중요하다. 자세가 나쁘면 점액낭에 물리적 자극, 특히 마찰력이 지속되어 언제든 다시 점액낭염이 재발할 수 있다.

오래 앉아 있었거나 무리하게 걸었다면 스트레칭을 통해 고관절 부위를 풀어 주는 것이 중요하다. 하지만 그보다 더 중요한 것은 엉덩이 근육을 키우는 운동을 하는 것이다. 고관절 점액낭염 중에서도 좌골 점액낭염이 자주 발생하는 환자들을 살펴 보면 상당수가 엉덩이에 근육이 없는 납작한 형태다. 그래서 장시간 앉아 있을 때 좌골 쪽 점액낭에 더 크고 직접적인 자극이 가해져 염증이 쉽게 생긴다. 따라서 만성적인 통증으로 고생을 하지 않으려면 엉덩이 근육을 키우는 운동을 해야 한다. 또 오래 앉아 있어야 할 때는 가능하면 방석을 깔고 앉아 충격을 완화해 주는 것이 좋다. 더불어 틈틈이 일어나서 스트레칭하는 습관을 들이도록 한다.

근막통증 증후군

근막통증 증후군은 우리 몸의 400여 개의 근육 어디에서나 나타날 수 있는 질병이다. 어깨에서 설명한 것과 같이 골반 주변의 근육에 문제가 발생하면 자연스레 통증유발점이 생기고 그 주변 근육이 잔뜩 뭉쳐서 통증을 호소하게 만든다. 바로 이것이 근막통증 증후군의 대표적인 증상이다. 골반에 발생하는 근막통증 증후군은 중둔근, 대둔근, 이상근에서 주로 나타난다.

엉덩이 주변 통증을 호소하는 환자들은 일차적으로 허리 디스크라는 가정 하에 주로 척추 검사를 실시하는데, 이때 허리 MRI 촬영에서도 특별한 이상이 발견되지 않고 허리에 신경주사를 여러 번 처방받아도 별로 좋아지지 않는 경우가 제법 많다. 이런 환자의 경우 결국 엉덩이 주변 근육의 근막통증 증후군일 확률이 높다. 중둔근이나 대둔근, 이상근에 근막통증 증후군이 발생하면 그 주변에 통증이 나타날 뿐만 아니라 연관통이라고 하여 그 근육과 관련된 피부에 저린 증상, 즉 허리 디스크와 혼동될 수 있는 증상이 발생할 수 있다.

때로는 허리 디스크로 인해 이차적으로 근막통증 증후군이 발생하기도 한다. 허리 디스크가 있으면 이와 연관된 근육이 자꾸 긴장하기 때문에 결국 근막통증 증후군으로까지 발전하는 것이다. 이때 허리 치료와 동시에 근막통증 증후군 치료를 함께 병행해야 한다.

치료법은 어깨에서 설명한 것처럼 의외로 간단하다. 통증유발점을 찾아서 이를 잘 풀어 주면 된다. 다른 병과 마찬가지로 약, 체외

질환

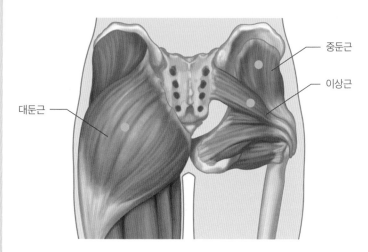

중둔근

이상근

대둔근

● 흔한 통증유발점

대둔근

엉덩이 근육 중에 가장 큰 근육으로, 서 있을 때나 걸을 때 모든 체중을 받아
내면서 자세를 유지하는 근육이다. 덕분에 운동량이 꽤 많은 근육이기도 하
다. 가장 바깥쪽에 위치했기 때문에 통증유발점이 이곳에 발생하면 직접 눌
러 가며 찾아 풀어 줄 수 있다.

중둔근

대둔근보다 한 층 더 깊이 위치해 있으며 대둔근과 비슷한 역할을 한다. 일부
를 제외하고는 대둔근에 덮여 있고 깊이 존재하기 때문에 통증유발점을 찾
는 것이 쉽지 않다. 때문에 지압 등으로 통증유발점을 직접 눌러 풀어 주는
것 역시 상대적으로 어렵다. 만약 중둔근에 근막통증 증후군이 발생했다면
허벅지와 종아리까지 이어지는 통증이 나타날 수 있고 이 경우 허리 디스크
와 혼동되는 경우가 많으니 섬세하고 정확한 진단이 필요하다.

이상근

이상근 역시 대둔근보다 더 깊이 위치한 근육이다. 중둔근 바로 아래 존재하므로 중둔근과 이상근을 굳이 구분해서 생각하기보다는 한 덩어리로 생각하는 편이 낫다. 이상근이 뭉치면 그 자체도 문제이지만, 그 밑으로 지나가는 좌골신경이 눌려 허리 디스크의 증상과 매우 비슷한 증상이 나타나 진단이 쉽지 않다는 것이 더 큰 문제다. 중둔근과 이상근은 깊이 존재하는 근육이므로 지압으로 풀기는 쉽지 않으나 폼롤러나 테니스공 등으로 강한 자극을 주면 어느 정도 풀 수 있다.

충격파 등의 물리치료, 주사 등으로 통증을 없애는 것은 가능하지만 생활 습관을 교정하는 것은 전적으로 환자의 몫이다. 잘못된 자세로 앉거나 걷는 것, 무리한 운동을 반복적으로 시행하면 동일한 부위에서 재발하는 경우가 많으니 병원 치료 이후에는 원인에 맞는 근육을 스트레칭하고 올바른 자세를 유지하려는 노력이 반드시 필요하다.

석회건염

골반은 어깨 다음으로 석회가 잘 발생하는 부위이다. 중둔근이나 이상근이 붙어 있는 대퇴골의 대전자(*엉덩이 양옆을 만졌을 때 근육 사이 단단하게 만져지는 뼈) 주변에 흔히 생기는데 어깨의 석회건염과 동일하게 꼼짝 못할 정도로 통증이 심하게 나타나기도 한다. 석회가 생기는 정확한 원인은 아직 밝혀지지 않았지만 힘줄이 부착되는 부

질환

위에 반복적인 외상이나 무리한 사용으로 인해 미세한 손상이 발생하고, 이 손상들이 회복되는 과정이 반복되면서 정상 조직으로 회복되지 못하고 일부가 석회로 변화되는 것으로 알려져 있다.

"석회가 생기면 왜 아파요?"라는 질문을 하는 환자들도 많다. 나는 이를 손에 가시가 박힌 상황에 비유해 설명하곤 한다. 가시에 찔린 뒤 제거하지 못한 가시가 피부 깊숙이 박히면 가시가 주변 조직을 자극해서 염증이 발생하고 그로 인해 통증이 나타난다. 석회도 마찬가지다. 석회가 생겼다고 해서 석회 자체에서 통증이 발생하는 것은 아니지만, 석회가 주변의 힘줄이나 점액낭에 염증을 유발할 수 있고 이로 인한 통증이 나타날 수 있다. 그래서 엑스레이에서는 석회가 발견되지만 다른 증상은 전혀 나타나지 않는 사람들도 있다. 그러니 만약 통증이나 별다른 증상이 없다면 석회가 있다는 것 자체를 걱정할 필요는 없다. 한 마디로 그대로 살아도 된다. 혹시 나중에 통증이 생기면 그때 치료해도 늦지 않다. 다만, 석회가 있으면서 통증도 심한 경우, 약이나 주사, 물리치료 등으로 통증이 잠시 줄었다가 얼마 지나지 않아 바로 통증이 재발하는 상황이라면 체외충격파 등으로 석회를 없애려는 노력을 하는 것이 좋다. 남아 있는 석회가 일종의 시한폭탄처럼 작용해서 언제 다시 통증을 일으킬지 모르기 때문이다.

나의 상태에 꼭 맞는 운동법은 무엇일까?

	근육 강화 운동	스트 레칭	주의점
고관절 점액낭염	○	○	통증이 심한 급성기에는 일단 휴식을 취하는 것이 좋다. 심한 통증이 사라진 뒤에는 스트레칭부터 조금씩 운동을 시작할 것!
근막통증 증후군	○	○	엉덩이 근육은 스트레칭하거나 직접적인 자극을 주기 어려우므로 테니스 공과 같은 다른 도구를 이용해 지압하는 것이 좋다.
석회건염	△	△	염증이 심한 질환이기 때문에 운동보다는 통증 관리가 더 중요! 통증이 완전히 사라졌다면 스트레칭과 근육 강화 운동을 병행하는 것도 좋다.

질환

골반
관절 리모델링

	통증이 있을 때
골반 앞쪽 장요근 늘이기	**OK**
엉덩이 이상근 늘이기	**OK**
엉덩이 외전근 늘이기	**OK**
테니스 공으로 엉덩이 근육 풀기	**OK**
고관절 주변 근육 강화 운동	**NO**

골반 앞쪽 장요근 늘이기

하루 종일 의자에 앉아 일하는 직장인이나 학생들은 대부분 골반 앞쪽을 지나는 장요근이 짧아졌을 확률이 높다. 문제는 이 장요근이 올바른 자세를 유지하는 데나 허리 통증을 유발하는 것과 밀접한 관련이 있다는 사실이다. 실제로 허리 통증 때문에 병원에 찾아오는 환자들 중 디스크나 협착증이 아니라 장요근에 문제를 갖고 있는 이들도 많다. 특히 비교적 젊고 앉아서 지내는 시간이 많은 사람이라면 장요근이 타이트해진 것은 아닌지 확인해 볼 필요가 있다.

확인 방법은 간단하다. 바닥에 등을 대고 바르게 누워서 한쪽 무릎을 안듯이 구부렸을 때 반대쪽 골반과 허벅지가 바닥에서 뜬다면 장요근이 짧아진 상태다. 정상이라면 골반과 허벅지가 바닥에 닿아야 한다.

장요근은 이름처럼 골반뼈와 요추에서 시작해 대퇴골의 상부로 연결되는 큰 근육이다. 이 근육은 요추 앞에서 골반을 지나 대퇴골까지 이어지는 근육이기 때문에 앉아 있는 시간이 많을수록 짧아지기 쉽다. 그대로 방치하면 서 있을 때 골반과 허리가 앞으로 구부정하게 구부러지는데, 이런 자세는 허리에 부담을 주어 통증을 유발할 수 있다. 따라서 장요근 스트레칭은 현대인과 학생들에게 필수적인 운동이다.

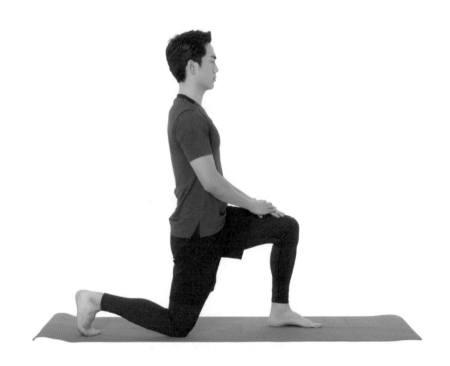

1.

한쪽 무릎은 바닥에 대고, 다른쪽 무릎은 90도로 굽혀 앉는다.

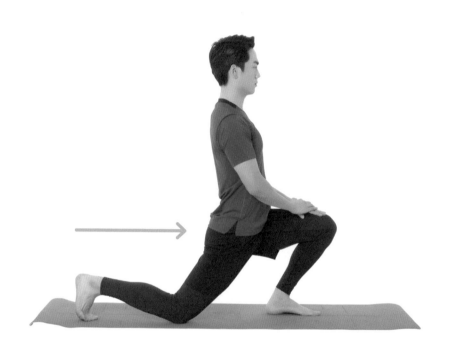

2.

허리를 바르게 편 상태로 상체의 무게 중심을 앞쪽으로 이동해
골반과 허벅지 앞면을 길게 늘인다. 10초간 유지한 후 제자리
로 돌아와 5초간 휴식한다. 좌우 각 10회 반복한다.

엉덩이 이상근 늘이기

"허리 디스크 아니었어요?"

허리 디스크인 줄 알고 몇 개월 동안 허리 치료에만 집중했지만 증상이 나아지질 않아 병원을 찾은 환자가 내뱉은 말이었다. 이상근 증후군은 허리 디스크와 동일하게 신경이 눌리는 질환이기 때문에 허리 디스크와 구분하기 어려운 경우가 종종 있다. 몇 개월씩 허리 디스크 치료를 받다가 나중에야 이상근 증후군으로 진단을 받는 경우도 있다.

이상근은 엉덩이 깊은 곳에 위치해 고관절을 외회전시키는 역할을 한다. 이 근육 밑으로 좌골신경이 지나가기 때문에 이상근이 짧아지면 허리 디스크 탈출증과 비슷하게 다리가 저린 증상이 나타날 수 있다.

애매하긴 하지만 허리 디스크와 이상근 증후군의 증상에는 약간의 차이가 있다. 이상근 증후군일 때는 엉덩이 부위를 깊게 누르면 '악' 하고 비명을 지를 정도의 극심한 통증이 있는 반면 허리는 별로 아프지 않다. 주로 엉덩이뼈 근처와 허벅지 뒤쪽으로만 통증이 심하다.

이상근 역시 장요근과 마찬가지로 장시간 앉아 있을 때 타이트해지기 쉽다. 평소 앉아서 보내는 시간이 많다면 앞의 장요근 스트레칭과 함께 이상근 스트레칭도 틈틈이 해 주어야 허리 통증을 막을 수 있다.

1.

바닥에 바르게 누워 한쪽 발을 반대쪽
허벅지 위에 올린다.

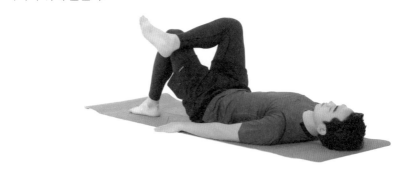

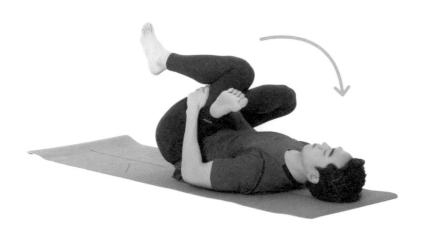

2.

양손으로 허벅지 뒤를 잡은 뒤 허벅지를 가슴쪽으로 끌어당기
며 반대쪽 고관절을 스트레칭한다. 약 10초간 유지한 후 제자
리로 돌아와 5초간 휴식한다. 좌우 각 10회 반복한다.

엉덩이 외전근 늘이기

엉덩이 운동이라고 하면 대부분 근육을 키우는 운동만 생각한다. 엉덩이 근육은 우리 몸에서 가장 큰 근육 중 하나이고 척추와 연결되어 있어 요통과도 연관이 깊은 데다, 보행 기능에도 중요한 역할을 하기에 엉덩이 근육이 크고 강할수록 좋다고 생각하기 때문이다. 그러나 다른 부위와 마찬가지로 엉덩이 역시 근육 운동만큼 스트레칭이 중요하다. 긴장되고 타이트해진 근육은 다양한 통증의 원인이 된다.

엉덩이는 우리 몸에서 가장 큰 근육인 대둔근과 중둔근, 소둔근 등이 위치하고 있는데, 이 근육들은 모두 다리를 바깥쪽으로 벌리는 역할을 하는 외전근에 속한다. 그리고 이 외전근이 긴장하고 짧아지면 골반과 무릎의 바깥쪽에서 대퇴골과 마찰이 더 많이 발생하게 되어 골반 바깥쪽의 대전자 점액낭염이나 장경인대 증후군 등을 유발할 수 있다. 장경인대 증후군의 경우, 무릎 바깥쪽에 통증이 나타나기 때문에 무릎 연골 문제로 오인하기 쉽다. 하지만 장경인대 증후군이라면 엉덩이 바깥쪽을 잘 풀어 주기만 해도 무릎 통증이 사라진다.

특히 엉덩이 근육 운동을 한 전후로 외전근 스트레칭을 해 주면 엉덩이 근육이 더욱 유연하면서도 단단해질 수 있다. 목·허리 운동에서 소개했던 엉덩이 근육 운동(p.174)과 함께 실시하면 효과가 더욱 좋다.

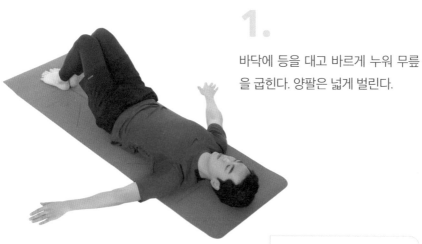

1.

바닥에 등을 대고 바르게 누워 무릎
을 굽힌다. 양팔은 넓게 벌린다.

Point

⊘ 한쪽 손으로 넘긴 무릎을
잡고 깊게 눌러 줘도 OK!

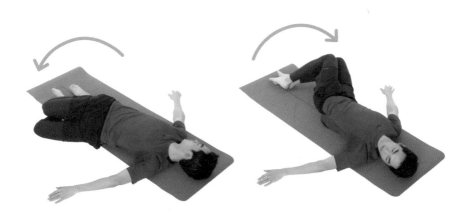

2.

양 무릎을 한쪽 바닥으로 넘긴 뒤 머리는 무릎과 반대 방향으
로 돌린다. 엉덩이 바깥쪽 근육이 이완되는 것을 느끼며 10초
간 유지한 뒤 제자리로 돌아와 5초간 휴식한다. 좌우 각 10회
반복한다.

테니스공으로 엉덩이 근육 풀기

엉덩이 부근에서 통증이 느껴지는 이유는 다양하지만 골반 안쪽 깊은 곳의 근육이 뭉쳤을 때에도 통증은 나타난다.

엉덩이는 지방이 많은 부위이기 때문에 잘 굳지 않는다고 생각할 수 있지만 근육이 약해지고 퇴화되어 뭉쳐 있는 경우가 많다. 엉덩이 근육은 무엇보다 걸음걸이나 평소 자세 유지에 너무나 중요한 역할을 하기 때문에 엉덩이 근육이 약해지면 낙상 위험도 커지고 보행 자세가 부자연스러워진다. 엉덩이가 탄탄한 것은 보기에도 좋지만 건강을 위해서도 부러워해야 할 일이다.

다만, 골반 주변의 근육들은 크고 두꺼워서 혼자서 손으로 지압해 풀어 주기 어렵다. 이때 테니스공을 이용해서 마사지를 하면 좋다. 특히 바깥쪽에 위치한 대둔근과 중둔근이 테니스공을 이용한 마사지로 비교적 잘 풀린다.

방법은 간단하다. 테니스공을 엉덩이 아래에 놓고 그 위에 누워서 몸이나 엉덩이를 좌우로 움직이며 통증이 심한 곳을 찾는다. 처음엔 통증이 매우 심하지만 반복하다 보면 통증이 줄어들고 부드러워지는 느낌을 느낄 수 있다. 양반다리를 하듯이 고관절을 구부린 자세에서 테니스 공으로 엉덩이를 누르면 더 깊은 곳에 위치한 이상근도 풀어 줄 수 있다.

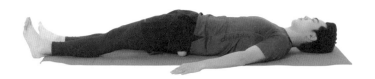

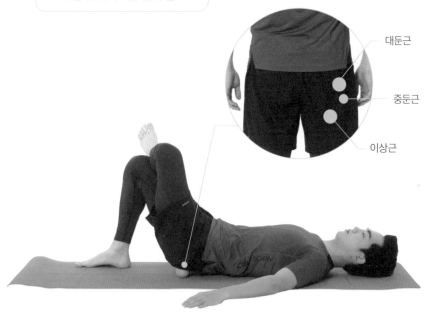

대둔근

중둔근

이상근

1.

바닥에 등을 대고 바르게 눕는다. 스트레칭이 필요한 엉덩
이 근육 아래에 테니스공을 두고 지긋이 누르며 마사지한다.
10~20초씩 위치를 바꿔 가며 실시한다.

고관절 주변 근육 강화 운동

골반 주변 근육이 강해야 올바른 자세를 유지할 수 있고, 일상생활 중에 허리에 가해지는 스트레스를 줄여 요통도 예방할 수 있다. 특히 노인들의 경우 골반 주변 근육이 강해야 낙상 사고를 예방할 수 있으므로 매우 중요한 운동이라고 할 수 있다. 방법은 간단하다. 다리를 앞, 뒤, 옆으로 들어올리면 된다.

그렇다면 다리를 들어올리는 근력은 왜 중요할까? 우선, 다리를 앞으로 들어 올리는 근육이 약해지면 걸음걸이가 힘이 없고 무릎이 구부정해지는 등 보행 자세가 망가진다. 다리를 외회전시켜 옆으로 들어올리는 중둔근과 소둔근이 약해지면 뒤뚱거리며 걷게 되고 오래 걷는 것이 힘들어진다. 특히 노인들의 경우 이 근육들이 약해지면 쉽게 넘어질 수 있어 골절의 위험이 높아진다. 다리를 뒤로 들어올리는 근육은 엉덩이와 허벅지 뒤쪽에 위치하는데, 이 근육들이 약해지면 골반이 앞으로 구부러져 구부정한 자세로 걷게 되고 허리에 스트레스가 가서 허리 질환을 유발하는 원인이 된다.

점점 요령이 생기고 운동 강도가 너무 약하게 느껴지면 발목에 모래주머니를 달거나, 고무밴드로 양쪽 다리를 묶으면 운동 강도를 높일 수 있다.

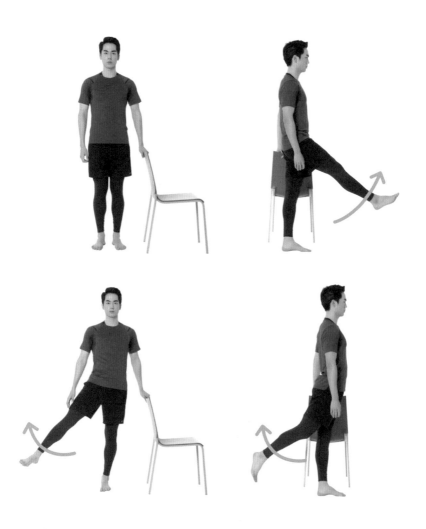

1.

양발을 어깨너비로 벌려 바르게 선다. 한쪽 다리를 앞, 뒤, 옆으로 들어올린다. 5~10초간 유지한 후 제자리로 돌아와 5초간 휴식한다. 좌우 각 10회 반복한다.

운동편

오늘은 운동하셨나요?

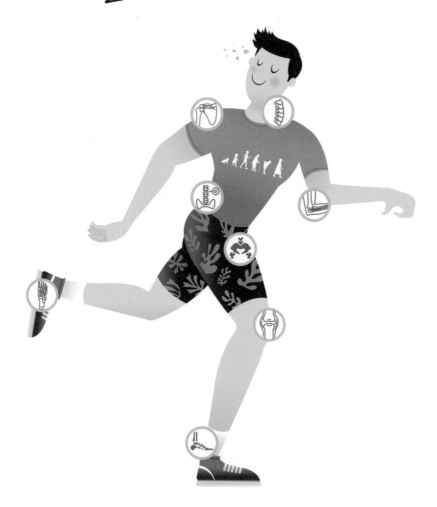